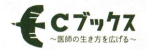

何を学び何を選択し何を実践すべきか、
全米No.1の病院へ臨床留学した外科医が
医師としての土台の作り方を教える

右手にメスを（臨床活動）
左手には筆を（学術活動）

米山文弥 著
Baylor College of Medicine
Texas Children's Hospital
心臓外科

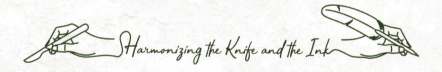

Harmonizing the Knife and the Ink

MC メディカ出版

医師として、患者さんの訴えを聞き、触診し、聴診器で心臓の鼓動を聴き、そしてメスを握って手術をおこなう。これらの臨床行為を通じて患者さんの治療に携わることは、医師としての基本的かつ重要な役割、つまり使命そのものを十分に果たしています。それだけでも、医師としての責任を全うしていると言えるでしょう。しかし、時には筆を持ち、思索を深め、論文に一筆を興ずることも医師の役割の一つだと思います。たとえ一本の論文であっても、それによって疾患や病態に対する理解が深まり、その結果として聴診器やメスを持つその手に一層の輝きが加わります。すなわち、日常の臨床からヒントを得て論文を書くことは、転じて自身の臨床能力を飛躍的に向上させると私は信じています。つまり、**日常の臨床活動と学術活動は切り離されたものではなく、むしろ密接に絡み合い、互いに補完し合う関係にある**のです。

　この関係性を象徴するものとして私は、「右手にメス、左手に筆」と表現してみました。これは言い換えれば、「利き手で臨床活動、もう片方の手で学術活動」という意味を込めています。最近では、この臨床活動と学術活動の両立は、医師のみならず他の医療専門職の間でも関心を集めています。特に外科領域における「Academic Surgeon」という考え方はその一例です。外科系の学会でも、文武両道（文：研究、武：臨床）の道を歩む医師・外科医を育成する重要性が強調されています。これは、外科医は単に技術的に手術をおこなうだけでなく、その手技を科学的に評価し、手術成績をデータに基づいて裏付けていくことが大切だという表れだと思います。そして、そのデータに基づく評価をもとに、

手術手技をさらに発展させていく姿勢が求められ、手術は一度成功すれば終わりというものではなく、常にデータに基づいた見直しと改善が必要で、この過程を通じて外科医はより精密で効果的な治療・手術を患者さんに提供できるようになります。また、外科医個人としても業績を積み上げることは、自らのキャリアを形成し、医師としての経験、知識、技術をさらに向上させるとともに、より多くの患者さんを救うための道を切り開くことにもつながります。

　そして時には、左手に持つ筆は単に文章を書くための道具としてだけではなく、対象を描写するための道具にもなり得ます。外科医がおこなう手術は、頭の中で、あるいは紙の上で、筆を使って構築したイメージを現実の手術台でメスを使って体現する行為です。これは小学校の図画工作や、中学・高校での美術の授業、さらにはアートそのものに通じるものがあると考えます。私自身、祖父が美術の先生であり、母が書道家、父が建築士という家庭環境で育ったため、美術やアートは幼少期から常に身近な存在でした。祖父とはよく新聞の広告紙の裏側に一緒に絵を描き、祖父の部屋の壁には祖父が描いた絵画が飾られていました。母は書道教室や小中学校、大学で書道の授業で教鞭をとっていて私自身も書道を習い、母親の書道部屋にはたくさんの書が飾られていました。父親にはよく週末に建設現場に連れて行ってもらい、いろいろと教えられ、父の部屋には製図用紙が製図台に置かれていました。幼い頃によく美術館に連れて行ってもらった経験は、今でも私にとって大切な思い出です。その影響もあり、現在でもアートや美術館巡りを心から楽しんでいます。アートの歴史や考え方に触れ、美術鑑賞をする時間は、私にとって特別で、心が豊かになるひとときです。

　そして医師として、特に外科医として働く中で、「**外科手術とアート**」というテーマをよく目にするのは、これら二つの分野にいくつかの共通

点があるからだと考えています。

　まず、外科手術とアートはともに「精密な技術の追求」が求められます。外科手術はミリ単位の正確性が要求され、安全な手術をおこなうためにはその技術をいかに早く習得・向上させて、それを持続することができるのかが重要です。一方、アートにおいても、細部へのこだわりや精密さが作品の質を高め、その分、微細な技術が求められます（時には大胆なこともありますが）。この点で、外科医とアーティストは共通の認識、そして精神を持っているといえます。例えば、私が研修医・フェロー時代に取り組んだ手技・手術の一つに、冠動脈吻合があります。8-0 というとても細い針糸を使って、細かい血管を繋ぐ作業は、まさにアートのような繊細さと集中力が求められます。

　次に、「日々の練習と実践；経験の積み重ね」も重要です。外科手術においては、技術の向上には毎日の手技の練習と手術室での実践経験が不可欠であり、その練習と実践によって技術が徐々に磨かれていきます。同様に、アートにおいても、技術や表現力の向上には継続的な練習と制作経験が必要であり、作品を重ねることでスキルが向上します。これらのプロセスは、どちらも職人技とも言える粘り強い努力を必要とします。私が心臓外科医として多くのトレーニングを積んできた背景には、まさにこの「職人気質」を強く意識しています。職人のような洗練された技術を磨くこと、そして外科医としてその技術を日々の手術に応用することが、患者さんの命を救うための最大の武器となるのです。

　また、「創造性と問題解決能力」も共通しています。外科手術では、頭の中で構築された立体的なイメージをもとに対象を操作・修復し、手術によって修復された機能美・形態美を兼ね揃えた作品（臓器）を完成させます。また手術中に予期せぬ問題が発生した際には、それまでの経験や知識に基づいた対応能力が求められます。アートにおいても、創造

的な発想と独自の表現方法で作品を作り上げ、これまでの時代の流れから新しいアイデアやアプローチを柔軟に探求することが重要です。このように、どちらも創造的なプロセスを通じて問題を解決し、手術や作品を完成させるという点で共通しています。外科手術において、特に難しい手術をおこなう際には、自分にとって新しい技術や方法を試すことが必要となり、その過程でも創造性が求められる場面が少なくありません。

　最後に、これは独自の視点だと思いますが、「多視点での考え方」が挙げられます。外科手術では手術室において外科医だけでなく、麻酔科医、症例にかかわる内科医、看護師、臨床工学技士などさまざまな視点から手術が構成されます。外科医はこれらの視点を意識して手術を総合的に管理し、最終的には手術を成功に導く必要があり、そのためには鋭い観察力と洞察力が必要だと考えます。一方アートにおいても、多様な視点から物事を捉え、それらを表現することで豊かな意味を持つ作品が生まれます。例えば、セザンヌは異なる角度から対象物を観察し、多視点を画面上で融合させる手法を確立しました。その後ピカソはキュビスムの理論を通じて、物体をさらに多面的に分解・再構築し、多視点からの新しい表現を追求しました。

　このように、まず対象を「造る」という点で、精緻な技術の追求、その技術の向上、経験の積み重ね、創造的な発想といった複数の共通項を、外科手術とアートは持っています。そして最後に述べた「多視点での考え方」では、外科医は日常臨床や手術において、診療に携わる多くの職種の視点を意識しチームワークを発揮して、患者さんにとって最良の結果を導き出す必要があります。

　本書では、右手に持つメスを臨床活動、左手に持つ筆を学術活動と見立て、日常臨床における臨床と研究のバランスを考察します。特に、学術活動が、臨床医の本職である臨床活動にどのような影響があり、それ

をどのように活用するのかを探求します。次に、私自身の海外臨床留学の経験を通して、右手と左手のバランスの重要性、そして特に重要な場面で、右手と左手を上手に使いこなす方法について詳しく解説します。そして最後に、外科医がアートの考え方をどのように日常臨床や手術そのものに組み込むことができるかについて考察します。ここでは、アートの考え方が手術技術や周術期治療、そして外科医としての心構えにどのように役立つのかを詳しく分析し、外科医としての新たな視点を考えていけたらと思います。

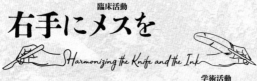

右手にメスを 左手には筆を
（臨床活動）　　（学術活動）

Contents

Introduction ……………………………… 3

第1章 文武両道を目指して ―右手にメスを、左手には筆を―

臨床活動

0　バランスを保つ……………………………… 14
1　内科学はすべての基本
　　―初期研修中、全力で取り組む価値あり―　16
2　若いうちは焦る必要はない……………… 25
3　初期研修中に心がけること
　　―信頼獲得とプレゼンテーション―…… 28
4　To Do List でまず整理する …………… 32
5　ベッドサイドでの観察力、洞察力、
　　第六感そして多視点　　　　　　　　　34
6　ロールモデルをこまめに設定する ……… 38
7　循環器学の面白さ ―シンプル、そして論理的―
　　………………………………………………… 42
8　教育は常に右手（臨床）の中に…………… 44

学術活動 ―論文執筆の重要性―

0 論文のネタは日々の臨床から、
　転じて臨床能力の向上につながる ………… 49

1 まずは上司と一緒に論文を書く ………… 54

2 「論文→臨床」
　―論文を臨床に組み込む― ……………… 57

3 仮説の確信も日々の臨床から ……………… 60

4 誰でもすぐに書ける、論文の書き方………… 65

5 学会発表と論文執筆について ………… 69

6 シェーマ・イラストの描き方と伝え方 ……… 72

第2章

海外臨床留学
―情報と戦友―

目標設定と自己投資

0 海外臨床実習に向けて ………………… 78

1 英語学習の動機、目標の設定
　―因果関係を明らかにする―……………… 79

2 同志とともに勉強：USMLE勉強会 ……… 84

3 いざアメリカでの病院実習 ―人生の岐路と
　目標にいくつかの起爆剤を設定する― …… 89

留学準備 ―自分がコントロール可能なこと―

0 「情報収集」と「自己プロデュース」 ……… 96

1 情報収集：チームWADA ……………… 100

2 情報収集：病院見学 ……………… 106

3 わたしの病院見学戦略 ―兵は拙速を聞くも、
　未だ巧久しきを睹ざるなり― ……………… 108

4 「見せる」ことと、「見せられない」こと ‥‥‥ 112

5 「自分が何をしたいか」よりも
「自分に何が求められているか」を
重視したほうが、時にうまくいく ‥‥‥‥‥ 114

6 興味・関心の幅を広げ、自分の可能性を
狭めない ‥‥‥‥‥‥‥‥‥‥‥‥‥‥‥‥ 120

留学後 ──いかにして生き残るか──

1 いざ留学開始 ‥‥‥‥‥‥‥‥‥‥‥‥‥‥ 122

2 小児心臓外科という世界の現実と特殊性 ‥‥ 125

3 自分の武器を磨いて活かす
──己を知り彼を知れば百戦殆うからず── ‥ 128

4 自分の武器の強化のため、苦労することは
スペシャリストに任せる ‥‥‥‥‥‥‥‥‥ 133

5 新キャンパスで、ひとりで、心臓外科を立ち上げろ
──初期研修での教訓を活かす── ‥‥‥‥‥ 136

第3章 手術とアート
──Artisan and Artist──

常に手技の練習をしやすい環境を整えておく
──手術は手順──

0 外科手術の向上 ‥‥‥‥‥‥‥‥‥‥‥‥‥ 152

1 まず練習環境を整える
──日々の生活に運針を溶け込ませる── ‥‥ 153

2 具体的なトレーニング方法 ‥‥‥‥‥‥‥‥ 155

3 外科医が外科医である理由、
職人らしく生きる ‥‥‥‥‥‥‥‥‥‥‥‥ 161

4 手術は手順 ──技術のその先に── ‥‥‥‥ 164

5 イメージトレーニング ……………………… 172

6 良いメンターに出会う ……………………… 175

手術手技大会への挑戦
―Challengers' Live Demonstrations―

1 若手心臓外科医の登竜門
―Challengers' Live Demonstrations― 177

2 外科とスポーツ
―練習に裏打ちされる本番― …………… 182

3 いざ参る、Challengers' Live
Demonstrations決勝戦！ ……………… 185

外科医のためのアート理論

1 手術記録あらため「手術ノート」の作成 …… 192

2 美術史から学ぶ表現方法 ………………… 196

3 セザンヌから学ぶ、多視点とは ………… 201

4 一枚の絵画：一枚の手術ノートを作成する 206

5 まず「シンメトリー」の考え方を、
実際の手術で意識する ………………… 221

6 そして、「多視点」の考え方を実際の手術で
意識する ………………………………… 227

Column "右手にメス、左手にはYouTubeを"
　　　　　北原大翔 ………………………… 103

Column "Footsteps" 平松祐司 ………… 117

Column "A君との出会い" 米山文弥 ……… 141

Column "Challengers' Live Demonstrationsを
　　　　　今まで主宰して" 夜久 均 ……… 189

Column "伝えるチカラ" 末次文祥 ……… 217

About the Author ……………………… 234

Conclusion ……………………………… 238

第1章

文武両道を
目指して
―右手にメスを、
左手には筆を―

0 臨床活動 バランスを保つ

この章での結論をまず言ってしまうと、

```
右手に持つメス ＝ 臨床
左手に持つ筆  ＝ 研究
```

つまり、「臨床と研究をバランスよくやりましょう」ということになります。

研究については、学会発表、論文執筆、臨床研究、基礎研究、共同研究などさまざまな分野が考えられますが、最終的に論文を書く姿勢ですべての研究事業にあたると、非常に効率的で、よいアウトカムが得られます。論文という形で残そうとすると、いろいろと手間がかかりますが、その分、自分のやり切ったこととしてしっかりと、形に残ります。しかし、医学生や初期研修医、クリニカルフェローといった、キャリアとしては浅い、目下トレーニング中の臨床医にとって、論文を執筆するというのは少しハードルが高いです。かくいう私もそうでした。

「論文ってどうやって書くの」「何年目で何本論文書いていればいいの」「臨床と研究、どのくらいの割合でやればいいの」「臨床医として論文ばかり書くのはどうなの」「そもそも論文って書く意味あるの」「臨床だけでもいいんじゃない」

いろんな意見や問題点があると思います。臨床医がどれだけ研究マイ

ンドを持つかは人それぞれです。自分が今、医療者としてどのステージ
にいるのか、またどの分野・診療科で働いているのかによっても論文執
筆の重要性は変わってきます。昨今では、定期的にジャーナルクラブや
勉強会を設けて若手医師を鼓舞したり、学会発表や論文執筆などの学術
活動に力を入れて、その結果や成果を公表したりしているグループや病
院が多くなってきていると感じます。それは、「文武両道」の考え方を
持つ人が増えてきているからだと思います。

　この第1章ではまずはじめに、臨床医として軸となる臨床活動の重要
性を考えて、そこから左手に持っている筆、つまり学術活動がその右手
の臨床活動にどれだけ効力を発揮するかをみていきましょう。

1 臨床活動
内科学はすべての基本 —初期研修中、全力で取り組む価値あり—

　私は卒後10年目までに、筆頭著者として30本以上の論文を執筆・発表してきました。1本の論文作成に4ヵ月程度の時間を必要とするのであれば、合計で120ヵ月、つまり10年間毎日何かしらの論文を書いていた計算になります。「なんでそんなに論文書いてるの？ そんなに学術活動に興味があるの？」と聞かれますが（後に話す海外留学の準備とも関係してくるのですが）、それでも私は「researcher（研究者）」ではなく、あくまでも「physician（臨床医）」です。

　その理由は、ここから述べることを読んでいただくとわかるはずです。

初期研修先の選択は自分の将来を左右する

自分が成長できる施設を選ぼう

　私が初期研修の1年目で研修先として選んだ病院は、茨城県ひたちなか市のひたちなか総合病院でした。ひたちなか総合病院は初期研修のプログラムの評判が高く、研修医がある程度の主導権をもって診療ができる、ということでも研修医からの人気が高い病院です。初期研修医は医学部を卒業したばかりで、モチベーションも高く、医学部を卒業して医師になった以上、まず患者のための治療を自分自身でおこないたい、という気持ちがとても強いです。なので、医学生が初期研修先として選ぶのは「どれだけやらせてくれるか（つまり研修医といえども、どれだけ主導権をもって患者の治療にあたることができるのか）」というのが一つの基準になります。臨床経験は座学ではなく実地によって鍛えられる

ので、ただ教科書を読んで上級医の言いなりになっているのでは、研修医はつまらないでしょう。その一方で、いわゆる地域の野戦病院で、ほぼ自分だけしかいない環境で、来る日も来る日も患者を診るのも悪くはないかもしれません。ですが若いうちは、自分のおこなっている医療が正しいのかをフィードバックしてくれるしっかりとした教育環境が備わっている施設のほうが、なおさら良いと思います。また、初期研修中に研修医が求めるべきことは、「すごい手術をする先生がいる」といったことではなく、「自分がどれだけ成長できるか」という点に焦点を当てるべきです。もちろん、将来の診療科が決まっていて、その分野でのコネクションを築くために初期研修から有名な施設で研修するという戦略もありますが、それは正直なところ、初期研修が終わってからでも十分間に合うと思います。

教育熱心で優秀な指導者に出会う

　ひたちなか総合病院の初期研修の1年目は、循環器内科・呼吸器内科・消化器内科・神経内科・膠原病リウマチ内科・血液内科…を含めた一般内科、そして消化器外科・呼吸器外科・乳腺甲状腺外科を含めた一般外科、そして麻酔科・救急科といった日常診療の基盤となるような診療科を回り、毎日ひたすら臨床をおこなっていました。特に一般内科では、それぞれの科の垣根が低く、研修医がさまざまな診療科の患者を同時期に受け持つことができるという、個人的には非常に勉強になるシステムでした。

　指導医や上級医の先生方には、教育に熱心で優秀な方が多くいらっしゃいました。外科をローテーションしていた時期にお世話になったM先生は、ひたちなか総合病院で初期研修を修了した方で、卒後3年目とは思えないほどの落ち着きと豊富な知識を持ち合わせておられました。この先生は、胃がんの手術をとてもスムーズに執刀し、術後の管理も自

らおこない、さらには抗がん剤のレジメンも自分で考えておられました。その姿勢は、患者やご家族からの信頼を一身に集めており、私も非常に刺激を受けました。内科の先生方もまた、とても教育に熱心で、カンファレンスではいつも研修医の目線を忘れず、担当患者の診断や治療についても、いつも研修医と一緒に考えてくれました。

また初期研修プログラムでは、外国人講師を招いてのディスカッションや、周囲の病院と連携して研修医のための勉強会を開くなど、当時としては革新的な取り組みがおこなわれていました。

初期研修病院を十分にリサーチする

初期研修での経験は、その後の医師人生に大きな影響を与えるため、初期研修先を選ぶ際には慎重な判断が求められます。医師として成長するための最初のステップは、十分な教育環境が整っている病院を選ぶことです。初期研修医は、医師としては最初は右も左もわからない状態からスタートするため、まずは質の高い指導が受けられることが極めて重要です。

例えば、毎年開かれる各病院の病院説明会は初期研修先を選ぶ際の貴重な情報源となりますが、説明会では表面的な情報しか得られないこともあります。多くの場合、病院側は良い面を強調する傾向があるため、真の姿を把握することは難しいです。そこで最も効果的な方法は、実際に病院を訪れて現場の雰囲気を感じ取る「病院見学」です。これは、次章の「海外臨床留学」にも関連しますが、現地に足を運ぶことで、その病院の実情を肌で感じることができ、もしプログラムにかかわる上級医と遭遇できれば、自身のアピールにも繋がります。

多くの医学部では、高学年時には自大学の附属病院や関連病院以外での臨床実習が可能で、自分が見学を希望する病院に連絡してアポイントメントを取ります。その病院での実習や見学では、カンファレンスや回

診の雰囲気、上級医の教育姿勢を直接確認できます。この際、特に重要なのは、その病院の初期研修医と積極的にコミュニケーションを取ることです。特に2年目の初期研修医は、現場のリアルな情報を持っており、自分が知りたい内容を直接引き出すことができます。

　また、病院ごとに特色があります。例えば、いわゆる有名病院では意欲的な同期が集まり、互いに刺激し合いながら成長できる環境が整っています。また、人手が足りないような地方の病院では、多岐にわたる診察や手技が経験できて、早いうちから主導権を持って患者診療にあたることができます。また自分の専門分野が決まっている場合は、その後の後期研修を見据えて初期研修中からその希望する診療科にコネクションを作り、いざ入局・所属するときにスムーズに事が運ぶ、といった考え方もできます。その点では、出身大学の附属病院ではすでに知り合いも多く、そのネットワークを使えば良いスタートダッシュが切れるでしょう。一方で、有名な指導医がいる病院や、特定の専門分野に強い病院を選ぶことで、その分野での深い知識と経験、そして将来のコネクションを得ることもできます。また、症例や診療の種類も考慮すべきポイントです。例えば、1次救急を希望するのか、3次救急までやりたいのか、総合的な診療を目指すのか、特定の専門領域に特化したいのかによって、選ぶべき病院が変わってきます。さらに、将来的に海外での診療を視野に入れている場合、国際的なプログラムや研修を提供している病院も選択肢として考慮するべきです。

　初期研修先を選ぶ際には、全体に向けた病院説明会に参加するだけでなく、実際に病院を見学してより詳細な情報を入手すること、そして自分の目的に合わせた病院を選択することが重要です。「何事も自分の努力次第」と言われますが、実際には環境が成長に大きく影響するのも事実です。研修先を選ぶ際には、事前に十分なリサーチをおこない、自分

に最適な環境を見極め、選択するよう心掛けましょう。そうすることで、初期研修の期間をより有意義なものにし、その後のキャリアにおいても大きなアドバンテージを得ることができます。以下に「研修病院を選ぶポイント」「病院見学でやるべきポイント」を表にしました。

研修病院を選ぶポイント

教育	初期研修医	初期研修医の人数（多め）、雰囲気・やる気（活発）、人柄
	知り合いの有無	その病院に知り合い（部活の先輩等）がいるか
	教育プログラムの有無	研修医向けのカンファレンスやワークショップ、勉強会が充実しているか（英語教育、研修医同士での勉強会、院外講師の招聘など）
	救急対応の体制	1次救急メインなのか3次救急まで診るのか
	当直の体制と頻度	初期研修医が救急対応をどこまでするのか（病棟・外来の初期対応、救急車対応、外科的処置など）
	国際プログラムの有無	海外留学を目指す場合
	研修医のインフラ環境	研修医部屋、図書室、インターネット環境等が充実しているか
臨床	症例の種類と数	どのような症例を経験することができるのか（common な疾患を診ることができるか）
	経験できる手技	どのような手技をどれくらい経験することができるのか（CVカテーテル留置、胸腔ドレーン留置、気管挿管、内視鏡検査、超音波検査、皮膚縫合など）
	診療科のバランス	特定の診療科に偏りはないか、自分の興味ある診療は存在するか
	後期研修の内容	初期研修後に残るつもりがあれば、自分が希望する診療科の規模はどのくらいなのか、後期研修のプログラムは充実しているか
学術活動	学会報告	初期研修医に学会発表の機会がどれだけ与えられているか
	論文執筆？	初期研修中ではそこまで重要視しなくても OK

病院見学でやるべきポイント

見学前	一つの施設で内科、救急科、自分の希望する科といった複数の診療科を見学できるようにアポイントメントをとる（各診療科約1日）
	各診療科の診療科長や研修担当者、事務に事前に挨拶のメールを送る
	見学中の質問内容を事前に考えておく
見学中	なるべく初期研修医（できれば2年目）に話しかけて質問する
	1年目の初期研修医の雰囲気を観察する（来年度、職場で先輩になり得る）
	メモ帳を持ち、「自分は書き留めているんだぞ」という意欲を見せる（もちろん重要なことはしっかりメモする）
	質問する（事前に考えたこと、見学中にメモした内容から）
	見学している病院そして診療科に興味がある、としっかりアピールする
	見学生としてどこまでやっていいのかを見極める（診療の邪魔になってはいけない）
見学後	食事会に参加して、情報（本音）をゲットする
	見学最終日に各責任者に直接会ってお礼をする
	見学後当日、翌日中に各担当者にメールで感謝を伝える

自分よりも優秀な同期に囲まれる

　このように指導医の素晴らしい先生方にもお世話になったのですが、それに加えて、私は初期研修医の素晴らしい同期にも恵まれました。ある同期の女医さんは、理解力と暗記力、そしてプレゼンテーション能力がずば抜けていて、さらに英語までもが堪能でした。能力的に明らかに私は劣っていましたが、勝手にライバル視していました。内科を一緒にローテーションしている時期は、彼女より良いプレゼンをしようと前日遅くまで準備をし、患者の内服薬を一つでも正確に多く覚えようと必死でした。しかし彼女はその薬だけでなく、内服容量をも覚えており、プレゼン自体も完璧で、まさしく完敗でした。彼女は今では膠原病リウマチアレルギー科の旗手で、臨床のみならず、研究でも多くの学会で発表をして賞を受賞し、有名なジャーナルにも論文を発表し、海外留学もしています。別の同期は、消化器内科の内視鏡室に通いつめ、最終的には初期研修医1年目で上級医の指導も卒業して、自分で準備してほぼ独立

して上部消化管内視鏡をおこなっていました。さらには、下部消化管内視鏡やERCP（内視鏡的逆行性胆管膵管造影）まで自分でおこなっていました。また、同じく外科を目指していた同期は、誰よりも朝早く来て誰よりも夜遅く帰り、患者一人ひとりに真摯に対応し、ひたすら手術に参加していました。

　逆に、**自分が誰かにとって優秀な同期になることも大切**です。そのためには、①自分自身の成長に対する強い意欲を持ち、②周りの同期と協力し合い、③その学年（研修医）全体の向上を目指すことが重要です。こうした姿勢は周りに良い刺激を与え、同期だけでなく、医療チーム全体にも良い影響をもたらし、自然と患者に対する医療の質の向上にもつながります。

　このように、みんな競うように診察能力や知識、そして手技を向上させながらも、お互いの経験を共有して、切磋琢磨していました。つまり研修先の同期にどれだけ恵まれるか、ということが自分の成長の今後を左右します。ですが、**研修先にどんな同期が来るのかなんてことは自分ではコントロールできないので、少なくとも自分からは「みんなと切磋琢磨したい」という姿勢を見せる**ことが大事です。

外科を目指すのであれば、内科の知識を叩き込む

　将来外科系を目指している人は、外科手技や専門分野に意識が向きがちかもしれませんが、それでも特に初期研修中は内科研修をしっかりとおこない、内科の知識をしっかりと入れ込むことをお勧めします。私自身はかなり早い段階から心臓血管外科医になることを目指していたのですが、初期研修の2年間は心臓血管外科の研修はほぼおこないませんでした。自分は将来的には外科、そして心臓血管外科の道を歩むだろうと考えていたので、この間にほかの人の何倍も内科的な知識を詰め込んで

やろうと、内科を中心とした日々の臨床に没頭していました。初期研修中に学んだ知識や考え方は、医師としての土台となっていくのです。

輸液がわかると知識とチームのネットワークが広がる

　特に輸液の理論や実践については、初期研修の早い段階でしっかりと身に付けておくことをお勧めします。初期研修医であっても、ある程度の判断力と決断力、そして実行力が求められる場面が多いため、輸液管理の知識と技術は非常に大切です。

　輸液を学ぶことで、さまざまな知識のネットワークが広がります。まず、輸液の種類を理解するには、含まれている基本的な電解質（Na、K、Caなど）や糖濃度を把握することが必要です。また、膠質液と晶質液の違いを知るには、浸透圧の考えを理解することも重要です。そして輸液によって血圧や脈拍数といった循環動態が変化するため、血行動態そのものを理解する必要も出てきます。輸液のタイミングについては、例えば救急外来で血行動態が不安定な症例、また手術後の急性期では、血行動態維持のためにどのような輸液をどのような速度で投与すべきかが重要です。一方、慢性期の管理では、電解質だけでなく、微量元素やカロリー、つまり栄養についても考える必要があり、経口栄養とのバランスを取ることが求められます。これにより、患者の全身状態をより良く管理することが可能になります。さらに、特定の病態やシチュエーション（例えば腎機能障害、敗血症、心不全、手術直後など）においては、それぞれに応じた輸液管理が必要です。こうした状況で適切な判断ができるようになるためには、輸液の選択や投与タイミング、それに付随する知識を深めることが大切です。

　実際に輸液をおこなう際には、初期研修医として自ら輸液ラインを確保する技術も求められます。末梢静脈ラインや中心静脈ラインの確保は基本的な手技であり、これを習得することは臨床技術の向上につながり

ます。例えば、中心静脈カテーテルを留置する際には、清潔操作の理解やエコーの使い方、セルジンガー法の理解、カテーテルを固定する際には鑷子や持針器の持ち方、結紮の仕方といった手技を学ぶことで、自信を持って実践に臨むことができます。

さらに輸液の知識や技術に精通することで、看護師や薬剤師とのコミュニケーションもスムーズになります。初期研修医にとって、看護師から信頼を得ることは非常に重要です。多くの場合、看護師のほうが経験豊富で、知識や技術に優れているため、彼らから学ぶことは多いです。それでも、例えば「先生、点滴をお願いします」や「どの輸液を使いますか?」といった問いかけに対して、自信を持って適切に答えることで、信頼関係を築くことができます(それでも多くの場合は看護師さんのほうが知識や技術があったりしますが)。診療科によって違いはありますが、輸液管理は日々の診療で頻繁におこなわれるため、これを通じて医療チームとの良好なコミュニケーションが生まれます。

この時期は、そこまで左手での執筆にはこだわらず、がむしゃらに右手での臨床に明け暮れた毎日でした。

ある病院の内科の先生は、担当患者が手術を受ける際、毎回手術室まで来て見学していました。教科書や映像で見る外科手術は「そんなものか」と思うかもしれませんが、実際の手術室でおこなわれていることは、内科の先生にとってブラックボックスです。日中の診療の合間を縫って見学に来る先生方は非常に熱心で、術中所見をしっかり考慮しながら、術後の管理にも積極的に関与してくれます。外科医としても、一緒に治療しているように感じ、彼らの管理は非常に頼もしいものでした。

2 臨床活動
若いうちは焦る必要はない

　なぜ私がここまで初期研修中、そしてその後も内科学や総合的な診療にこだわってきたのかというと、その背景には一つの大きなエピソードがあります。

進むべき道が決まっているのであれば
ほかにもやっておくことはある

　私が医学部2年生のときに臨床医学の講義が始まり、その中で循環器学の講義がありました。臨床医学は、循環器学、呼吸器学、消化器学、脳神経学…とさまざまな分野に分かれ、循環器学はかなり早い時期にその講義があったのですが、そのときの循環器学の印象はすさまじいものでした。それはまるで数学のようにシンプルで論理的であり（42頁「循環器学の面白さ ―シンプル、そして論理的―」参照）、その考え方に魅了されました。さらに循環器学の講義には心臓血管外科学も含まれており、希望者はブタの心臓を使った模擬的な心臓手術を体験することができました。私はこの体験でも、心臓の美しい解剖や心臓手術の細かさに魅了されました。幼い頃から図画工作や美術など、手や指先を動かして何かを作り上げることが好きだったため、自然と外科系の分野に興味を抱くようになりました。こうして、単純ではありますが、「循環器学」と「外科」を組み合わせて、「心臓血管外科」を目指すことに決めたのです。

　「善は急げ！」という言葉に従い、私は医学部2年生という段階で、

筑波大学附属病院の心臓血管外科の教授に直接アポイントメントを取り、

「私は心臓外科医を目指します、入局させてください」

と頭を下げてお願いしました（若気の至りそのものです）。しかし当然、教授からは

「ダメだ、まだ早い」

と一蹴されました。今思えばそれは当然のことでしたが、その後に教授はこう続けてくださいました。

「お前さんはまだ若いから、今はもっといろんなことを勉強しなさい」

　教授からのこの言葉を、「いずれ心臓外科に進むことになるとしても、その目標を持ち続ける一方で、他の多くの分野や診療科の勉強をして、経験を積んでおくべきだ」というように、私は解釈しました。将来のその診療科の入局者ということであれば、ただでさえ外科の入局希望は少ないので、二つ返事でOKしてその医学生をキープするのが常套手段だと思います。その一方で、こんなどこの馬の骨ともわからん若僧など相手にできない、と思われたのかもしれません。しかし当時の教授のその真摯な姿勢や対応から、私の情熱が伝わって、そのうえで本気で私の将来を考えてくれているのだと感じました。

総合的な診療の視点を持つ

　この教授の言葉は、特に初期研修の時期、つまり内科や外科を全般的にローテーションして学ぶ期間に強く響きました。初期研修をはじめとする医師としてのトレーニングの初期段階では、幅広い診療知識と経験を積むことが、将来の専門性を深めるための不可欠な基盤となります。どの診療科を選ぶにしても、その診療科は単独で存在するわけではなく、他の診療科と密接に関連し合っています。例えば、外科医を志す場合でも、外科の知識や技術だけでなく、内科や集中治療の知識、さらには病

態生理や患者全体を理解するための総合的な診療の視点を持つことが求められます。実際、外科医としての成功は、手術技術だけではなく、術前・術後の管理や、その時々の患者の全身の状態を瞬時に見極める観察力・洞察力にも大きく依存しています。これらの能力は、内科的な知識や集中治療の経験がなければ、十分に発揮されることはありません。また、複数の診療科が連携して治療をおこなう現代の医療において、他の診療科を深く理解することは、患者治療における重要な要素となります。

医師としてのキャリアの初期段階では、どの分野に進むかを決める前に、幅広い診療科での経験を積むことが勧められます。若い時期には焦らずに、じっくりと腰を据えて勉強することが重要です。自分の専門分野や診療科を極めるには、いずれにせよ長い時間が必要であり、初期研修の時期に基礎をしっかりと築いておくことで、将来、どの専門分野に進むとしても、優れた医師として成長するための土台が築かれます。このアプローチは、最終的にその診療科における優れた医師へと導いてくれることでしょう。

初期研修に余裕が出てきたら、薬剤師、栄養士、臨床検査技師、理学療法士、作業療法士、放射線技師、ソーシャルワーカーなど、他職種のスタッフとも話し、知識を深めることをお勧めします。

彼らは専門的な視点で患者を管理しており、医学書には載っていないようなより実践的な知識や技術を持っています。特に管理が難しい患者について相談した内容は、後々役に立つことが多く、さまざまな場面で応用できるため、積極的に彼らとかかわると良いでしょう。

3 臨床活動 初期研修中に心がけること
― 信頼獲得とプレゼンテーション ―

　初期研修中には各診療科をローテーションしますが、一つの診療科の研修期間はだいたい2〜3ヵ月です。私がその初期研修中に心がけていたのは「いかに上級医・周囲から信頼されるか」でした。具体的には、特に前半の数週間から1ヵ月は上級医に言われた通りのことをきちんとやりぬくことに集中し、そして報連相をおこなう、でした。

言われたことを確実にこなす

　前述のとおり、医学部を卒業して医師になった以上、自分の考えに基づいて行動して患者を治療し、そこで良いアウトカムが得られるのが臨床をしていてとても嬉しいことだと思います。しかし正直なところ、初期研修中にどれだけ自分の裁量で医療行為をおこなうことが許されるかは、上級医の裁量や周囲の環境（研修プログラム等）によります（だからこそ「やらせてくれる」病院を初期研修医は希望するのでした）。周囲の環境については、このプログラム上ではできない、と言われればそれまでなので、自分のコントロール外であればどうしようもないのですが、「どれだけ信頼されるか」は自分の頑張り次第でどうにかなります。その診療科のフェローや上級医に比べれば、研修医は知識的にも技術的にも劣っているのは明らかです。正直なところ、上級医の頭の中ではすでに治療方針は決まっており、主治医や担当医は初期研修医に知識の量やましてや治療方針、外科であれば技術力を求めているわけではありません。いうなれば、まず初めは自分が言われたことをどれだけきちんと

やってのけるか、という人としての能力を見ています。そしてそこで「こいつに任せても大丈夫だろう」と思われたらしめたもの、次回からある程度の裁量と主導権を持って患者の治療をおこなうことができます。そうでなければ「こいつは危ない」というレッテルを貼られてしまいます。また上級医だけでなく、看護師、技師、そして事務の方々に言われたことはすぐやって信頼を得ておくと、仕事全般がスムーズに進み、日々のストレスが減ります。この**「いかに周りから信頼されるか、そのためにどう動くべきか」**という考え方は、医師としてのどのステージでも必要となり、また本書でも繰り返し出てくるので、初期研修での臨床中にぜひ身に付けておくべき能力だと思います。

信頼されるために必要な三つの要素

そこでまず私が日常臨床において意識していたのは、「自分がやりたいこと」「上級医がやりたいこと」「患者にとって本当に必要な治療」という三つの要素を満たす領域を探し出し、その領域に焦点を当てて行動するということでした。これは、ベン図のようにこれら三つの円がすべて重なる領域を常に意識しながら診療をおこなうという考え方です。理想的には、自分がおこなう診療や治療が患者にとって最善、つまり患者のために本当に必要な治療であり、それが上級医の意向とも一致すれば完璧な治療と言えます。しかし、実際にはそう簡単ではありません。自分の経験不足や知識不足から、必ずしも最適な治療法を選べず、「自分のやりたいこと」の領域にあったとしても、それが「患者のために本当に必要な治療」の領域を出てしまい、時には十分な治療成果が得られないこともあります。また、上級医の治療方針は基本的には研修医の臨床能力を超えるものであり、患者にとってより良い結果をもたらすことが多いのですが、知識や経験不足の研修医から見ても、上級医の治療が

「患者のために本当に必要な治療」ではないこともあります。そのような時に、自分が正しいと確信し、それが患者にとって最善のケアにつながると思っても、上級医の方針に反する行動をとることは、チーム内の信頼を損なうリスクがあります（もちろんその治療方法が明らかに間違っていれば、患者のリスクを考えて、自ら止めに行かなくてはいけませんが）。

よって、私はこれらの要素がすべて重なる領域を見つけ出し、その領域の範囲内で診療を進めることを常に心がけています。このアプローチは、患者に最適なケアを提供するだけでなく、上級医との良い関係を保ちながら、上級医とともに自分が正しい治療をできているという自信につながり、臨床医として成長することができます。さらに、自身が上級医の立場になった際にも、この考え方は非常に役立つと考えています。後輩であるフェローやレジデントが日常臨床に対してモチベーションを失わないようにするためには、彼らとのコミュニケーションを十分に取り、彼らの意欲や視点を尊重しながら指導する必要があります。このようにチーム全体が一丸となって、患者に本当に必要な治療を提供できる環境を築いていくことが重要です。

上級医は研修医のプレゼンテーションから能力を見ている

もう一つ、私が医学生から初期研修にかけて力を入れていたのは、プレゼンテーションです。

前にも述べた通り、上級医から信頼され認められることが日々の臨床の中では大事で、自分が適切に患者を治療する能力があることを示す必要がありますが、初期研修医が自分の臨床能力を披露する場というのは非常に限られています。その中で、医学生や初期研修医は回診で患者の

病状等を説明するプレゼンテーションをおこなう場が多く、その時に上級医は、研修医がどれだけきちんと患者を理解しているかを彼らのプレゼンテーションから見抜き、そこで研修医の能力を評価します。私は小心者なので、前日そして直前に何回もプレゼンテーションの練習を繰り返していました。患者のプレゼンテーションに関してはぶっつけ本番でおこなったことはありません（できません）。そして、ひとたびプレゼンテーションを終えると、そのプレゼンテーションをもう一度その場で頭の中で繰り返して、反省・復習するのが癖になっていました。患者・家族・同僚医師・看護師・上級医への病状説明はプレゼンテーションと似ているので、毎日プレゼンテーションを繰り返しているようなものです。そのため必然的にプレゼンテーション能力はついてくるものですが、その能力を早いうちに習得して洗練していくことも、非常に重要です。

4 臨床活動
To Do List でまず整理する

　前述したように、初期研修からフェローとして病院で働く中で、毎日患者のためにやりきらなければいけないリストがあり、その一方で自分自身の知識や技術も持続的に向上させていかなくてはいけません。そのような忙しい状況の中で役立つのが To Do List の作成です。私はこのリストを2種類に分けて作成していました。

キャリアを積んでも To Do List は必要

　一つは、日常臨床で押さえておかなくてはいけない仕事のことです。例えば電子カルテでの点滴や処置のオーダー、カルテの記載、患者の処置、カンファレンスの準備…等です。もう一つは、長い目で見たときに自分自身の成長のために必要なこと、つまり知識や技術の向上のことで、例えば教科書での勉強、論文読破、英単語学習、手技練習といったものです。私はこのリストの作成を、初期研修から初めて10年以上、そして今でも毎日続けています。

冷静に優先順位をつける

　一つ目の日常臨床についてですが、これはそれぞれ優先順位があり、その順位を意識しながらこなしていくことが重要です。病院で働いていると次から次へと仕事やタスクが舞い込んでくるので、アップデートしながら順次それらをこなしていきます。大事なのは「仕事の優先順位を意識する」ということです。膨大なリストを目の前にすると誰でも億劫になってしまうのですが、冷静になって考えてみると、重要ではあるものの、緊急度が高いものはそこまで多くはないはずです。逆に周りから

「早く早く！」と急かされているタスクが、大して重要ではなかったりもします。それらの優先順位は緊急性と重要性で構成されるので、客観的にそして適切に優先順位をつけて、ストレスなく仕事をこなしていくことが重要です。

リストは毎日作成して自分自身をアップデートする

そして次に、そのストレスを軽減させて余った時間と体力で、もう一つのリストをこなしていきます。それは自分の医師としての成長に関するものです。例えば教科書を読む、論文を作成する、手術手技の練習をするといったことは、将来的には患者のケアにつながりますが、すぐには効果を発揮しません。ですが、医師としての成長のためには必ず必要です。私は日常臨床の傍ら、何か自分を成長させるリストを最低でも一日一つは作成してこなしていました。具体的には、出会った患者の疾患を教科書や Up To Date といったサイトで勉強する、PubMed で論文検索をして一日一本論文を読む、血管吻合を一日一回おこなう、あるいは作成中の論文の discussion パートの一段落を作成する、などです。そしてこれらのリストは毎日作成するのですが、少なくとも 1 週間分はとっておき、その週に何ができて何ができていなかったのかを後で見直すことができるようにしておきます。

仕事の内容、また知識や技術のブラッシュアップはとても大事なのですが、まずはそれらに対する外組み・インフラを整えることも重要です。

情報を効率よく整理するためには、クラウドサービスを積極的に活用することが重要です。私は作成した（している）論文や学会発表の資料、その他すべての書類を Dropbox に保存し、ノートやメモは Evernote にまとめています。他にも Google Drive や OneDrive など便利なクラウドサービスがありますが、PC やスマートフォンなど、いつでもどのデバイスからでもアクセスできる環境を整えておきましょう。また必要であればアップグレード（追加機能、オフライン使用、ストレージ容量の増量、パフォーマンスの向上）を。

5 臨床活動
ベッドサイドでの観察力、洞察力、第六感そして多視点

　多くの医師は、初期研修を終え、卒後3年目以降に自分が将来目指す専門分野を選択することになります。私の場合は心臓血管外科を選択し、少しずつ学会発表や論文執筆といった学術活動に力を入れ始めましたが、やはりそれでも臨床第一として日々心臓血管外科の症例を経験していました。

初期研修時代と専門分野の研修時代では求められるレベルが違う

　だいたい初期研修の2年間を終えると、医者として何でもできるようになっていると錯覚してしまいます。ただしそれは、あくまでも研修医レベルというだけであり、その後、専門分野の研修が始まると自分の無力さを痛感します。

　「輸液管理も、抗菌薬も、基本的な手技もある程度はできるようになった！」といっても、いざ専門分野での研修が始まると、よりアドバンスな内容を日常臨床に要求されます。例えば、心臓血管手術後の患者は非常に不安定で、数分目を離すだけで血圧が急降下していることもあるので、初期研修医の知識や経験を超えた、より迅速かつ臨機応変な対応が必要になります。また技術的には、冠動脈バイパス術に使用する細い血管を患者の腕や足から採取したり、足や肩の付け根の動脈を露出するといった手技が心臓血管外科では基本中の基本となるのですが、初期研修のころと比べると、知識的にも技術的にも一気にレベルが上がります。

なので、論文執筆や学会発表といった学術活動をすることも大事なのですが、専門分野の基礎知識や技術をまず得なくてはならない臨床トレーニングも、この時期は非常に重要です。

臨床経験を確実に積んだ医師だから手にする「第六感」

　そして専門分野のフェローとして2〜3年も働くとまた慣れてきて、手術（の基礎）や患者管理（心臓外科であれば手術後の集中治療管理）はある程度はできるようになってきます。もちろん執刀医として独立して手術ができるようになるとまでは言えませんが、上級医の指導のもとで自ら執刀医となって手術をおこない、術後管理については研修医やほかのフェローを従えて、集中治療室（ICU）で一人で管理できるようにもなります。

　しかし面白いのは、臨床というのは極めようとしても際限がなく、その極めようという姿勢を長く続ければ続けるほど多くの臨床経験が積み重なり、そのような臨床第一線で生きてきた臨床医の「勘」はとても鋭く冴えていきます。例えば、心臓手術後の集中治療室での術後管理をパーフェクトにしようとすれば、集中治療室に入る前に患者の術前状態、疾患の解剖や病態生理、その患者に特有な病態、手術そのもの、手術室での出来事、麻酔科・人工心肺の管理…といったことを把握しておき、複合的に考えながら管理しなくてはいけません。しっかりと臨床経験を積んできた上級医は、手術後に患者のベッドサイドに来て、あたりを見回して患者に触れただけで、今患者に何が起こっていて、そしてこれから何が必要なのかを一瞬で把握します。それはあたかも「第六感」を働かせているみたいだと、当時フェローだった私の目には映り、そのような先生を心底尊敬していました。

35

経験も知識も"できたつもり"になっているときが恐い

　私がフェローとして働いていた時の話です。フォンタン手術という手術を受けた患者の術後管理をしていました。手術自体は問題なく終了し、手術直後の状態も安定していたのですが、ICU帰室後、少ししてから徐々に血圧が低下し、昇圧剤の投与や補液をおこないましたが血圧低下が続きました。自分の持っている知識や技術を総動員して管理していたのですが、それでも状況は悪化しました。このままだとせっかくおこなったフォンタン手術のやり直しを考えなければいけません。そんな中で上級医がベッドサイドにやってきて一通り確認した後、「こんなの患者を触ればすぐにわかるだろ！」と叱責されました。患者の背中を触ると焼けるように熱かったのです。手術後は基本的には体温も厳重に管理するのですが、その時はなぜか体温計が正常に機能していませんでした。手術後の患者の体温が上がりすぎると血圧は低下し、心臓はその分、余計に働かなければならないため負担がかかり、また補液もさらに必要になり全身が浮腫んでいきます。フォンタン手術後は、特に体内水分量の調整が難しいので、患者により悪影響を与えてしまいます。すぐに患者の全身を冷却（胃の管から氷水を注入、アルコールに浸したガーゼを全身に塗布、うちわで全身を仰ぐ、冷房を開始）し、数十分で患者の状態は劇的に改善しました。当時の私自身はかなり臨床経験はあったつもりだったのですが、いうなれば術後管理の基本中の基本である体温管理に落ち度があったので、非常に落ち込み反省したのを覚えています。

「何かおかしい」を察知する能力は簡単には得られない

　その上級医の口癖は「手術後のすべての有害事象は予測して防ぐことができる」でした。この症例ではそもそも私が体温管理にもっと敏感になるべきだったのですが、その先生は洗練された洞察力や観察力によりすぐに「何かおかしい」というのを探知したのだと思います。臨床経験

を積んでいれば、例えば心臓手術であれば、この症例の術後はこの経過をたどる、といったいわゆるパターンが見えてきます。また手術直前では、患者が麻酔をされ執刀準備が整った状態で執刀医は手術室に入ってきますが、優秀な執刀医は患者の状態やモニターを確認し、何かおかしいところがあれば、そこを直ちに修正する能力を持っています。場合によっては、手術する適切なタイミングではないと判断し、手術を直前でキャンセルすることもあります（それは外科医にとってとても勇気がいることです）。外科手術はもちろん手術の技術やその出来栄えも大事ですが、どれだけ良い状態で手術に臨むか、そして術後どれだけ有害事象や合併症を減らすことができるか、それらも治療のアウトカムを大きく左右します。その正規ルートから少しでも外れた、あるいは外れそうな瞬間を察知できる洞察力や観察力を、臨床医や外科医は日々の臨床経験のなかで磨き上げなければなりません。さまざまな視点を持つことで生まれるこの第六感ともいうべき感覚、洞察力や観察力は（227頁　第3章「多視点を持つこと」参照）、臨床上で非常に重要になってくるのです。

6 臨床活動
ロールモデルをこまめに設定する

前項の第六感を身に付けた先生は、私の学年から見るとかなり上の先生ですが、多くの場合、上級医になればなるほどベッドサイドの臨床だけではなく、他の役割・役職の仕事が増えるため、ベッドサイドでの診療に割く時間が限られてきます。その結果、ベッドサイドに常に張り付いている研修医やフェローのほうが、その患者について詳しく、また臨床の感覚が鋭くなることもあるかもしれません。しかし、第六感を身に付けた先生は臨床を突き進んできた方で、外科手術だけでなくベッドサイドでの臨床能力もピカイチであり、当時の私の技術や知識をはるかに凌駕していました。このような先生と出会えれば、多くのことを効率よく学び、臨床能力が飛躍的に向上するでしょう。ロールモデルとして早い段階でこうした先生と出会えることは、とても喜ばしいことです。

手本とする先輩は、年数に応じて設定する

ここで重要なのは、**ロールモデルとなる人物を段階的に設定すること**です。例えば、1～2学年上の先輩、10学年上、20学年上、そして最終的に目指す人物、といった具合です。無理にロールモデルを設定する必要はなく、仕事をしているうちにそのような先生とは自然と出会うものですし、ロールモデルとなる先生方は何人いても良いと思います。しかし実際には、本当にすごいと思える、あるいは良い印象を受ける先生は数人に限られるかもしれません。忙しく仕事をしていると、ついついその人の嫌な部分に目が行ってしまうことがあります。どれだけ優しくて

能力のある先輩や上司であっても、時には嫌な印象を持ってしまい、仕事がやりにくくなってしまうこともあります。そこで私が心がけていたのは、どうせだったらその先輩や上司の良いところを見つけ、それを吸収しようとすることでした。

ぼやいても、やることは完璧にこなすA先輩

　例えば、私が初期研修医の頃、研修医を終えて外科研修中のA先輩がいました。その先輩は普段、「これもやんなきゃいけないのか、めんどくせーな、米山？」なんてぼやいていましたが、いざ仕事が始まると態度が一変します。直前までくだらない雑談をしていたにもかかわらず、会議で患者の手術報告のプレゼンテーションが始まると、まるでその診療科の上級医のように話し始め、手術中や手術後に起きたいくつかの出来事に対する質問にも的確に答えていました。「え、いつこんな準備をしていたの？」と、よく不思議に思ったものです。また、上司に仕事を頼まれても「了解しました、やっておきます！」と二つ返事で応じ、一度経験した仕事内容はすぐに覚え、その次に考えられる仕事（オーダーや処置、回診準備など）は事前に準備し、すべてを自発的におこなっていました。だからといって私の仕事や症例を奪って、後輩を蹴落とそうなんて考えはもちろん微塵もなく、初期研修医の私にも懇切丁寧に外科のいろはを教えてくれました。A先輩は上司からとても気に入られ、多くの症例の執刀を任されていました。そして仕事が終わると「今日もだるかったなー、米山？」とぼやいていましたが、口ではそう言いながらも、実際には患者のためを思い、そして仕事に関しては非常に真剣で、体育会系というか、ONとOFFがしっかり切り替わる、本当に「できる」先生でした。自分が1年後にこんなにできる医師になれるのかと、不安になるほどでした。

先輩から何か一つでも、学び取る

初期研修の2～3ヵ月のローテーション中に、学年の近い多くの先輩と出会います。せっかくの機会ですので、それぞれの良いところを見つけ、それを学び取るべきです。私は初期研修中に出会った先生方に、こっそりと「〇〇力」という名前をつけていました。例えば、消化器外科を専門としていたA先生には「断らない力」「先回り力」「自発力」、B先生には「先陣力」、呼吸器外科を専門としていたC先生には「発言力」といった具合です。

初期研修中、社会人としてもまだまだ未熟で、不安な気持ちで過ごしていた私にとって、1学年や2学年上の先輩の、人としての素晴らしい行動や態度は、本当に輝かしく映りました。この「〇〇力」という言葉は、医者としての知識や技術の優劣を示すものではなく、その人が持つ独自の能力や行動を端的に表現するためのものです。先輩方の優れた点を明確にして区別するために、非常に効果的な表現方法だったのです。学会発表で「Take Home Message」として最も伝えたいことを最後に提示するように、何か一つでもその発表内容から学び取れば、それで良しと考えます。同様に、その人の素晴らしい点を一つでも学び吸収できれば、先輩と共に過ごした時間に大きな意味があるはずです。

また、私より4～5年上のD先生は心臓血管外科医で、日本心臓血管外科医U-40の幹事を務め、さらに冠動脈吻合大会で何回も決勝戦に進出し、インパクトファクターが高い雑誌に多くの論文が掲載されている方でした（U-40とは、日本心臓血管外科学会主導で発足した、満40歳以下の会員で構成される正式な学会内の組織です）。先ほどの1～2学年上の先輩方は、外科全般において私が学ぶべき存在でしたが、このD先生は、私が目指す心臓外科医としての明確なロールモデルでした。D

先生の具体的な行動や結果が、当時の私のやる気を掻き立てました。

　このように、ロールモデルを設定することはモチベーションにつながり、自分の成長に役立ちます。ただし、自分がすぐに、施設の部長や大学病院の教授、あるいは教科書に名前が載ったり、手術の名前になっているようなスーパー外科医になることはありえません。しかし、1学年上の外科の先輩や、数学年上の心臓外科医には、努力次第で近づくことができるかもしれません。このように、まず身近な存在のロールモデルを見つけ、その人に近づこうと努力することが、最終的な目標への第一歩となるのです。

心臓血管外科は、成人心臓外科、血管外科、小児心臓外科に分かれ、さらに血管外科は大血管と末梢血管に細分化されます。私は一時期、末梢血管の手技や管理に積極的に取り組んでいました。症例が比較的多く、血行再建後の症状や検査結果がすぐに確認できるため、とてもやりがいを感じます。血管吻合は基本的な手技ですが、心臓血管外科の技術が凝縮されている分野です。

7 臨床活動
循環器学の面白さ
―シンプル、そして論理的―

　分野や診療科によって違うと思いますが、臨床というのは「これをやったら、こうなる」「これを投与すれば、この反応がある」「これが原因だから、結論はこうなる」といった因果関係のもと、試行錯誤しながらでも自分がおこなったことに対して結果が得られるので、面白いしやりがいがあります。特に循環器科は自分がおこなった治療に対して、そのアウトカムが比較的すぐに得られるという点において、人気がある診療科なのだと思います。

　私が心臓血管外科を目指した理由はまさに、循環器学が「シンプルで論理的で早く結論が出せる」からです。

数式から答えが見える

　循環器学がシンプルで論理的、という例を一つ挙げましょう。
　例えば血圧というのは、
血圧（mmHg）＝ 心拍出量（mL/分）× 全身血管抵抗　　・・・（A）
という有名な式で表せます。これは、中学校の理科で習うオームの法則（電圧 ＝ 電流 × 抵抗）とまったく同じです。つまり、血圧は心拍出量と全身血管抵抗の積であり、心拍出量は心臓が1分間に拍出する血液の量、全身血管抵抗は主に心臓からつながる全身の動脈の血管抵抗になります。
　さらに心拍出量は、
　　心拍出量（mL/分）＝ 一回拍出量（mL）× 心拍数（回/分）
と、一回の収縮で心臓が拍出する血液量（一回拍出量）と心拍数の積で表されます。よって、この心拍出量を式（A）に代入すると、

$$\text{血圧 = 一回拍出量 × 心拍数 × 全身血管抵抗} \quad \cdots (B)$$

と表されます。さらに、この一回拍出量は Starling の法則により、

$$\text{一回拍出量} \propto \text{拍出前の心臓内血液量 × 心臓の収縮力}$$

と表されます。Starling の法則というのは、拍出前の心臓内の血液量が多ければ多いほど一回拍出量は多くなり、また心臓の収縮力つまり心臓が収縮する強さ（パワー）が強ければ強いほど、一回拍出量は多くなる、というものです。よって、この一回拍出量を式（B）に代入すれば最終的に、

$$\text{血圧} \fallingdotseq \text{拍出前の心臓内血液量 × 心臓の収縮力 × 心拍数 × 全身血管抵抗}$$

という式が得られます。

　つまり、血圧を管理する場合、どの因子（変数）をどのように調整すればよいかが、シンプルに表されています。例えば血圧を上げたいのであれば、輸液等で心臓内血液量を増やし、心臓の収縮能力を上昇させる薬を使用してもよいし、逆に血圧を下げたければ、心拍数や全身血管抵抗を下げる薬を使うとよいでしょう。このように血圧が個々の因子で表されているのは、いわゆる数式でいう

$$y = f\,(x_1, x_2, x_3, \cdots x_n)$$

という関数と同じです。

　この血圧の式に代表されるように、循環器学というのは自分がおこなった治療行為（$x_1, x_2, x_3\cdots$）に対して患者の反応（y）がすぐに出るので、そこに面白さとやりがいを感じる人が多いのだと思います。

循環生理学は数式やグラフを多く使うため、数学が好きな人には循環器は向いているかもしれません。

たとえば、CaO_2（動脈血酸素含有量）=1.34 × $Hb \times SaO_2$ +0.003 × PaO_2、DO_2（酸素運搬）=$CO \times CaO_2$、VO_2（酸素消費量）=$CO \times (CaO_2 - CvO_2)$、ポアズイユの法則（$F = \pi r^4 / 8\mu L \times \Delta P$）、ラプラスの法則（$T = Pxr/2h$）、スターリングの法則、ガイトンの循環モデル、PVループ（圧－容積ループ）などがその例です。暗記も少ないです。

8 臨床活動
教育は常に右手（臨床）の中に

　これまでは臨床をおこなう中で、いかに上級医や周囲のスタッフと信頼関係を上手に築けるかについて述べてきました。次に自分が上級医になったとき、つまり医学生や後輩を率いて自分がチームリーダーとして働くようになったときに大切なことについて述べていきたいと思います。

教育は臨床の中にある

　自分が上級医になったときに大切なこと、それは「教育」です。つまり彼らを教育しながら臨床をおこなう必要があるのですが、そこで強く感じるのは、臨床と教育は決して分かれるものではなく、臨床の中には教育が常に存在するということです。私はこの教育についても力を入れており、大きく「医学生への教育」と、「初期研修医・フェローに対する教育」の二つに分けて考えています。

医学生への教育：医学生の病院実習は緊張と不安の連続!?

　医学生は医学部高学年になると病院実習といって、各診療科を1〜2週間程度ローテーションします。実習内容は各科によってさまざまですが、多くは座学ではなく、実際に患者と触れ合ったり、時には手術に参加したりして、各診療科についてより深く学びます。その際に、医学生の教育を初期研修医あるいはフェローに任されることがあります。医学生によって病院実習に対する姿勢、興味の範囲や理解力もまったく違うのですが、私の場合は、まず彼らに興味のありそうな分野、病態生理、日常診療、外科手技、海外留学…といった内容をいくつか事前に準備し

ておいて、時間があるときにベッドサイドで数分程度、それらについて話し、彼らの反応を確認していました。そこで興味がありそうな場合は話を広げる、というのを繰り返していました。もちろん話す内容はすべて心臓血管外科に由来した内容ですが、少しでも興味を持ってもらうためには、彼らに話の内容を合わせる必要もあります。今はそんなことはありませんが、一昔前は心臓血管外科というとハードな科で、心臓血管外科医は厳しく、みんな疲れていて雰囲気が悪い、なんて印象が少なからずありました。

　心臓血管外科の実習では、医学生は自分が担当している患者のプレゼンテーションを朝の回診でおこなうことがあります。心臓血管外科の朝は早く、医学生も眠い目をこすりながら朝回診に来ます。そこで、前日に心臓手術をした患者の手術後の経過のプレゼンテーションをおこなうので、その準備が必要になります。

　想像してみてください。

　手術翌日の早朝、集中治療室（ICU）に来てみると、患者には多くの点滴がつながっており、挿管されて寝ていて、みんな夜勤明けなので重々しい空気が流れています。電子カルテを見ても見慣れない薬剤ばかりで、いくら予習をしても、複雑な心臓の病態や解剖、そして心臓手術を理解するのは困難です。自分を担当してくれている研修医やフェローに手術後の患者の経過を聞こうにも、朝回診前は誰もが忙しく、医学生の自分は無事にプレゼンテーションができるのか不安です。

　このように、病院実習で心臓血管外科に回ってくる医学生は常に緊張して不安がにじみ出ています。私はそんな状況が嫌で、なんとか医学生の負担を減らし、余裕ができたところで、心臓血管外科に興味を持ってもらおうと当時は次のような努力をしていました。

45

テンプレートで学生の負担減！

　手術もそうですが、まずは「型を作る」ことから始めるのが一番効率が良いと考え、学生専用のプレゼンテーションのテンプレートをこっそりと作り、それを学生に渡していました。

　基本的には、心臓手術後の循環動態と呼吸状態をメインにプレゼンし、輸液と尿量のバランス、そして胸腔ドレーンの量、最後に今日のプラン、といった流れを医学生に熟知させます。実はこの4つは心臓手術後の患者管理に非常に重要で、それらを聞くだけでも患者の状態はだいたい理解できます。重要な項目をまず自動的にインプットすること、そしてアウトプットを素早くおこなうことができるという点において、異論はあるかもしれませんが、テンプレートは非常に役に立ちます。興味や関心があれば、インプットとアウトプットの間に存在する解釈や理解を、時間があるときに深めていけばよいのです。そうすれば無駄な時間を省くことができます。このテンプレートを導入してから、少しだけ医学生の負担が減ったような気がします。

　「俺たちは少数精鋭だ。興味がある奴だけ来て、入局したい奴だけがすればいい」なんて言う人もいますが、まずは心臓血管外科に良いイメージを持ってもらわないと、そもそも入局なんてしないし継続もできないし、後継者が育たずにそのグループがただ高齢化して廃れていくのは目に見えています。正直なところ、入局までしなくても、循環器学や心臓血管外科学の楽しさを知ってもらえればよかったのです。

初期研修医・フェローに対する教育： 段階的な教育が後に双方の役に立つ

　そして次に、初期研修医や後輩フェローに対する接し方についてです。医学生と違うのは、彼らには実際に診療をおこなって患者を管理してもらわなくてはいけません。なので医学生のようにただ知識や技術を習得

する（インプット）だけでなく、いかに患者を良い方向にもっていくかということ（臨床的なアウトプット）を最終的にはやってもらわなくてはいけません。これも医学生の場合と同じで、人間性・理解力・行動力は人それぞれで、かつ卒業年数によってできることも違うので、それに合わせた対応をせざるを得ません。2～3ヵ月の比較的短い研修期間、あるいは1年間といった長い期間、自分の下についてチームとして働くことになりますが、私の場合は、彼らに対する対応と教育を3段階に分けていました。

　　1段階目：徹底的に仕事を教え込む。まずは患者の管理をテンプレートに落とし込む。
　　2段階目：「先生ならどうする？」を口癖に、自分で考えてもらうようにする。
　　3段階目：独立して管理してもらう。あまり口を出さない。ただ報連相はしっかりとしてもらう。

　自分の中でこれらをかなり明確に分けていました。そして早くにこの3段階目に行けるように、最初は徹底的に教え込むことに集中して、私自身の時間を費やしました。具体的には、やる気があるフェローであれば、3ヵ月の研修期間内の最初の1ヵ月で2段階目まで終了し、残りの2ヵ月はほぼ独立してやってもらうといった感じです。上級医によっては「自分でやったほうが早い」と言って、すべての患者管理やオーダー入力、手技などを自分でやってしまう医師もいます。ですがそれだと初期研修医やフェローが育たないだけでなく、自分自身の時間も持続的に割いてしまうことになります。そして実際には、チーム医療として多くの視点から患者を管理したほうが、効率的で、見落としもなく安全に治療

を遂行することができます。最初のうちはそのフェローを信じて投資を
し、途中からはフェローが自立することで自分の仕事が楽になる、とい
う流れを作るよう努力することをおすすめします。このシステムを用い
ることにより、彼らは数ヵ月の間に大きく成長し、生き生きと診療する
ようになっていきます。

0 学術活動 ―論文執筆の重要性―
論文のネタは日々の臨床から、転じて臨床能力の向上につながる

さて、ここまでは日々の臨床の重要性について述べてきましたが、その臨床能力にさらに磨きをかけてくれるのが、論文執筆を含めた学術活動です。

まず初めに、医師として働く中で、どのような学術活動があるのかを見ていきましょう。医師としての学術活動には、大まかではありますが、以下のようなさまざまな取り組みが存在します。

医師の学術活動にはそれぞれに意味がある

論文執筆

研究や臨床経験をまとめ、学術誌に投稿する活動です。論文は、研究論文（original article）、症例報告（case report）、技術報告（how to do it）、レビュー論文（review article）、メタアナリシス（meta-analysis）などを含みます。その成果と論文内容は世界中の医療従事者と共有され診療の進歩に貢献し、また自分の履歴書（curriculum vitae：CV）を形作る第一歩になります。

学会発表

学会での口演やポスター形式で、症例報告や研究結果を発表する活動です。小さいグループから、学会の地方会、総会、そして海外での発表など多岐にわたります。学会の規模が大きければ大きくなるほど大規模な研究内容とその準備が必要です。聴衆へ向けての口演は一発勝負なので、十分に上級医とすり合わせをし、グループ内の審査を経ていざ勝負となります。発表後の質問に対する臨機応変さも必要です。

講演会

　講演会は、専門分野の意見をわかりやすく市民に講演することもあれば、自身の経験をもとに多くのトピックを話すという講演もあります。この場合はたいてい 30 分から 1 時間の長尺なので発表内容も多岐にわたり、かなりの準備期間が必要ですが、大体は自分の得意分野の内容になるので、一度始まってしまえばそこまで緊張しません。

教育活動

　医学生や研修医、若手医師、医療関係者を対象に、講義や実習、研修を通じて指導する活動です。この教育活動は知識や技術を伝えるだけでなく、自分自身の理解を深める良い機会でもあります。これは前項の臨床のパートにあえて組み込みました。というのも、繰り返しにはなりますが、やはり臨床が第一であり、臨床での成長が最も重要だからです。もちろん、後輩医師の学術活動の指導も行います。

査読活動

　学術誌に投稿された他の研究者の論文を評価し、発表に値するかどうかを判断する活動です。査読は学術誌の質を保つための重要な役割であり、研究の信頼性や妥当性を検証するプロセスです。通常は、以前に自分が投稿し、掲載された雑誌から、あるいは自分が発表した分野に関する論文について、査読依頼があります。査読提出期間は決まっていて、短時間に一つの論文を集中して批判的に読むので、よい勉強になります。

メディア出演、SNS での発信、普及活動

　メディアや SNS を通じて情報を発信し、特に医学の知識をわかりやすく伝え、医療リテラシーの向上に貢献します。私であれば、海外で活躍する医療者の情報発信をする団体、「チーム WADA」で、手術動画やインタビュー動画などに出演しています。病院以外で次世代の医療者、または一般の人に向けて医療情報を提供するのも重要な仕事です。

このように、医師としての学術活動は多岐にわたります。臨床医として働く傍らで時間を捻出して、このような学術活動をおこなうことも、臨床医としての成長に重要です。

臨床で経験した症例を論文化し、それをまた臨床に還元する

ここで、私が出会った症例から学術活動につながった一例を紹介したいと思います。

心室中隔欠損症とは、心臓の左室と右室を隔てる心室中隔に穴（欠損孔）ができてしまう病気で、その欠損孔をパッチで閉じる治療が必要になることがあります。多くの場合、手術後は特に問題なく退院します。しかし、非常に稀ではありますが「心室中隔血腫」という珍しい病態・合併症が起こることがあります。これはパッチで閉鎖した心室中隔の中に、おそらく手術の影響で大きな血の塊（血腫）ができてしまうという病態です。なぜこれができてしまうかについてはいろいろな説がありますが、パッチを欠損孔に縫い当てた際に特定の血管を損傷してしまうせいで血腫ができてしまうと、私は考えています。本症例では、心臓超音波検査でその血腫は非常に派手に映り、血行動態への影響が懸念されました。しかし外科的にその血腫を除去するケースは稀であり、循環動態をきちんと確認しながら保存的に治していく方針としました。そのことを論文報告したのです（Yoneyama F, et al. Interventricular septal hematoma associated with congenital heart surgery: A case report and literature review. J Thorac Cardiovasc Surg. 2017; 153: e55-e57.）。

この論文では単に珍しい病態・合併症を発表した、というだけではなく、心室中隔欠損孔パッチ閉鎖術という比較的スタンダードな心臓手術において、心臓内部に走行する血管を損傷したことによって血腫ができ

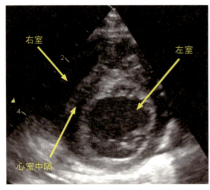 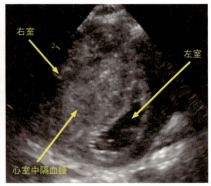

左：左室と右室の間は心室中隔で隔たれている正常心臓
右：左室と右室の間に心室中隔血腫が形成され心室を圧迫している

た可能性を解剖学的・論理的に結び付けて考察したという「ひとひねり」を加えたため、査読者からも高い評価を得て、その後に多くの論文で引用されました。

　ここでお伝えしたいのは、単に「論文執筆」をしたということではありません。
　これをきっかけに、心室中隔血腫の論文の査読依頼が多数ありました。それを査読して関連論文を読んでいくにつれて、さらにその病態や周辺知識に対する理解が深まっていったのです。そして上記の論文を発行した数年後、たまたま同じ状況での心室中隔血腫に遭遇したのです。この症例でも、前回と同様に心臓超音波検査で血腫は派手に映っていました。周りのドクターは「外科的に血腫を取り出したほうが良いんじゃないか」と話していましたが、私は自身の論文執筆と査読依頼によって十分にその疾患の理解を深めていたので、「保存的に管理できる」と主張することができました。結果、この患者は特に外科的な治療介入もせずに、問題なく退院しました。

患者の治療・管理に論文を読むことは重要である

　自分が発表した論文の内容に関しては、発表した段階では自分がその分野での世界のエキスパートになります。上記で紹介したのは保存的治療でしたが、いざ自分が心室中隔欠損症のパッチ閉鎖術をおこなう際でも、この論文を通して学んだ周辺の解剖学的知識を十二分に活かして、自信を持って手術をおこなうことができました。

　もちろん自分が著者として書いた論文ではなくとも、さまざまな論文や研究結果を参考にして患者を管理することもあります。しかし、自分が本気で執筆した論文あるいはそれに関連した事柄は、同様の症例に出会ったとき、もしくはそれ以外でも、いざというときに日常臨床に活かすことができ、自分の臨床能力が一層高まります。この章で学術活動を勧める理由は、決して論文数を多くすることが目的ではありません。あくまでも臨床医である以上、利き手は右手のメスであり、筆を持って執筆することはそのメスを輝かせるためにあります。

1 学術活動 —論文執筆の重要性—
まずは上司と一緒に論文を書く

　医師としてキャリアの初期段階にあるとき、つまり初期研修医やフェロー（時には医学生）という段階では、自分一人の力だけで論文を執筆することはほぼ不可能だと思います。そのような段階では臨床経験も少ないので、まず何が臨床上で重要で、何が重要ではないのか、そして重要ならばなぜ報告に値するのか、それがわからなければ論文で強調すべきポイントも定まらず、無駄に時間を過ごしてしまいます。そのため、論文執筆を始めるにあたり、知識や経験を持つ上司、そして共著者のサポートが初期段階では欠かせません。特に、その上司が学術活動にどれだけ前向きか、論文執筆や査読、添削にどれほど慣れているかは、アクセプトにつながる良質な論文を自身が執筆できるかどうかに大きくかかわります。

自身の論文執筆には、上司の論文執筆に対する姿勢も関係する

　論文執筆に慣れてくれば、ある程度自分一人で論文を書き上げ、その後、上司に確認してもらって最終的な Go サインをもらうという流れが確立されます。しかし最初のうちは形はどうであれ、上司と一緒に執筆を進めるのが一般的です。自分と上司が日常臨床の中でストレスなく学術活動に取り組むことができれば、とても良いサイクルで論文執筆や学会発表をおこなうことができます。

　例えば、上司が論文のほとんどを作成してしまい「あとはデータの穴

埋めだけやっといて」といったケースもあれば、上司はアイデアだけを
くれて、あとは初期研修医やフェローが自分でほぼ一から作成する、と
いったケースまで、共同で論文を執筆する場合のそのアプローチは上司
によってそれぞれです。いずれの場合も、自分が論文（あるいはその一
部分）を書き上げた後に上司が修正を加えますが、その上司のレスポン
スの速さが特に重要です。残念ながら、添削を依頼しても1～2ヵ月以
上返信がなく、そのまま論文が棚上げされてしまうケースも少なくあり
ません。もちろん、上司が多忙であることもありますが、多くの場合
（数日で返信がない場合）、その上司が論文執筆に対してあまり興味がな
い、あるいは経験が乏しいことが原因です。このような場合、残念なが
ら自分では状況をコントロールできません。したがって、早い段階でそ
の上司には共著を依頼しないという選択肢を考えるべきです。

論文執筆の支援は、今の上司以外でもお願いできる

　私が以前勤務していた筑波大学附属病院の平松祐司教授は、私が論文
の添削をお願いすると、多くの場合、その翌日には修正して返信してく
れました。どんなに忙しくても、1週間以上返信が遅れることは一度も
ありませんでした。おかげで私も良いリズムで論文を執筆することがで
き、かつ臨床も楽しくやれていたのだと思います。このような素晴らし
い上司に巡り会えれば理想的ですが、現実的にはそうでないことが多い
です。しかし、たとえ今の職場の上司が学術活動に協力的ではなかった
としても、他の施設や以前の勤務先の上司と良好な信頼関係が成り立っ
ていれば、そのような人に論文執筆の支援をお願いすることは可能です。
実のところ、今まさに一緒に働いていなくても共著者にはなることがで
きるので、相談や査読、添削をお願いできる人は、必ずどこかにいるは
ずです。

　前回述べた「いかに上級医の信頼を得るか」というテーマが、ここで

55

も重要な役割を果たします。以前働いていた場所の上司がアカデミックマインドを持っていて、あなたがそれに困っている状況だと理解してくれれば、相談に応じてくれると思います。決して「ここの上司は論文をみてくれないから、今はあきらめよう」と考えるべきではありません。自分自身ではコントロールできない要因に頭を悩ませるのではなく、論文を書きたいという熱意を誰かに伝えるように努力をすれば、学術活動への道は切り拓かれていきます。

2 学術活動 —論文執筆の重要性—
「論文→臨床」
—論文を臨床に組み込む—

　前述のように、論文を書く、あるいは学術活動をするということは、自分の臨床能力をより高めることに役に立ちます。特に自分自身で論文を書くことによって、その内容について必然的に深く理解できており、また論文を発表した段階では世界的にも自分がその分野のエキスパートとなるので、自信を持ってその分野の診療にあたることができます。

　その一方、他の人が書いた論文を臨床に活用することも、もちろん日常診療では多々あります。

論文を真に読むとは

　まず臨床研究を通して論文を書いていくと、自然と論文を読み解く能力がついていきます。例えば臨床研究をおこなう際には、対象患者や対象疾患といった評価項目の詳細を選択し、短期成績（手術時間、院内滞在日数、有害事象…）や中長期成績（治療再介入率、生存率、死亡率…）を算出し、それらの統計解析をおこない、得られた結果をどのように解釈するかを自分で考察しなくてはいけません。次の項で説明する「仮定」を証明するためには、どのような患者データを集めて、どのような統計解析をしなくてはいけないのかを事前に考えます。一回だけでもよいので、その一連の過程を始めから終わりまで、自分でやり遂げて論文を執筆しておくと、特に似たような論文を読む時に「なぜこの症例を集めたのか」「なぜこの群を比較したのか」「自分だったらこう解析するけど」といった評価もできるようになり、更にはその論文の持つ本質を見抜く

ことができるようになります。その論文の数字や結果に対して、自分自身の臨床経験、過去に自分がおこなった研究、一般的な教科書的な内容、他の論文との比較…を投影させて、より総合的に考えるようになります。つまり単に表面的な結果を読むのではなく、論文の数字や文章の向こう側を意識するようになります。

臨床論文の応用の最終形

　臨床をおこなっていく中で、典型的な経過をたどる症例では自分の経験や教科書的な知識でも対応できるのですが、やや横道に逸れそうな症例、あるいは典型例でもさらに上を目指した管理や治療をしたい場合には、今まで自分が経験してきた以上の知識や技術が必要になってきます。もちろんまずは同僚や上級医の意見を聞き、教えを乞うことも重要です。しかし彼らの経験だけでなく、より客観的なエビデンスに基づいた、自分の人脈外の意見も非常に参考になるときがあります。そこで役立つのが、臨床研究論文です。

　論文の知識を臨床に活用するにあたり、診察や検査といった患者に悪い影響が出ない場面では、その論文の内容をどんどん試していってもよいかと思います。その一方で、患者への治療行為については、自分のその時の力量に応じて考えなくてはいけません。つまり、いくら臨床研究論文で良い結果が出ているとはいえ、それを一人の患者にそのまま適応できるとは限りません。安全性と有効性を十分に検討したうえで、それらを活かす必要があります。

論文で読んだ術式をも、ものにする

　私がフェローだった頃のことです。手術後に、患者をいかに早く回復させることができるのかを考え、昇圧剤（カテコールアミン）の使い方、輸液の選択や流量調整、手術後の傷の管理、術後の患者の栄養管理とい

った内容について、当時最新の臨床論文をたくさん参考にして、かなり細かく管理・治療をおこなっていました。それで有害事象を起こしたことはなく、当時は自分の力量に見合った（つまり安全な範囲内での）患者管理だと考えていました。

　そんな中、私が後に勤務した病院の小児心臓外科の先生は手術経験数が豊富でしたが、それでも小児心臓外科というのは対象疾患の種類や病態が複雑で手術のバリエーションも多く、そのような先生ですら初めておこなう術式もありました。ある日その先生は「今日はあの施設が発表していた術式をやろう」といって、実際に誰がヘルプするわけでもなく、論文で読んだその術式を自分自身の手でやり遂げたのです。無論、手術は成功し患者は元気に退院していきました。

　これはおそらく外科領域における臨床論文の応用の最終形態と言えるでしょう。その先生は自身の力量と臨床論文の本質をしっかりと理解していたからこそ、実践できたのです。フェロー時代はフェローとしての患者管理はできたとして、さらに経験を積み重ねると、読んだ論文を自分の手技に取り込み、組み立て直し、患者に生かすことができます。臨床研究論文とは、先人たちの知恵の結晶なので、その本質をきちんと理解して自信が得られれば、上手に臨床に活かすことができるのです。

　医療統計に関しては、スチューデントのｔ検定、分散分析、カイ２乗検定、対応のあるＴ検定、線形回帰と相関係数、ROC曲線、生存率解析：カプランマイヤー図、簡単な多変量解析…など、基本的な統計手法は扱えるようにしておくと便利です。まずは遊び感覚でデータを集めて、ExcelやSPSS、EZRなどのソフトを使いながら試してみましょう。統計解析が出来ると臨床論文の理解力が一気に上がりますが、難しい場合は無理せず、統計の専門家に相談し、共著として協力をお願いすることも大事です。

第1章
2

学術活動―論文執筆の重要性―
「論文↓臨床」―論文を臨床に組み込む―

3 学術活動 —論文執筆の重要性—
仮説の確信も日々の臨床から

　これまでは論文をどのように臨床に使うことができるのかを説明してきましたが、今度は逆に、今まで鍛えてきた臨床能力をどのように論文執筆に活かすかを考えてみましょう。

冷静に、計画的に

　臨床研究をおこなう際には、まず仮説を立て、その仮説が有意であるかどうか（あるいは有意でないか）を証明するために症例を集め、データ処理や統計解析をおこないます。この仮説は、決してやみくもに立てるものではなく、日々真剣に取り組んだ臨床経験から得られる「これはいける」という感覚があるからこそ、症例データの収集に移ることができます。そうでなければ、ただ無駄にデータを集めて時間と労力を浪費してしまう可能性があります。誰しも、せっかく研究をおこなうからには良い結果を出したいと思うものです。そのため、仮説を慎重に立てることは当然のことのように思われますが、特に研究の初期段階では、どうにかして結果を出したいという焦りから、この意識が薄れてしまいがちです。研究においては、このような焦りを抑え、冷静に臨床経験に基づいた仮説を立てていくことが、最終的には論文がアクセプトされるという成功につながります。

　そして「これはいける」と自分だけが思っても、実際には他の人の意見や了承が必要な場合があります。これは、客観的にみてその研究内容が妥当であるかということ、そしてもしそうであれば、その研究の内容

をさらに洗練されたものにしていくことを目的とします。患者の治療に影響が出てしまう場合にはなおさら重要です。そのために現在では、臨床研究をおこなう場合は倫理委員会での了承が必要になります。ほとんどの雑誌で、臨床研究の論文の多くは、倫理委員会を通していなければ採択されません。また研究の規模にもよりますが、必要であれば研究費も申請します。自分が所属する施設だけで自分が研究責任者として完結できれば楽なのですが、時には他施設、他診療科、企業からのサポートも必要になってきます。その場合、きちんとした研究結果が得られなければ、その方々の協力や努力を無駄にしてしまう可能性もあります。やるからには計画的に、しっかりとした仮説を立てて研究を始動する必要があります。

必要なステップをおろそかにしない

　まずは自分の臨床経験と上級医の意見、そして過去の文献を参考にして、数例のテストの結果をもとに仮説を立てていきます。これは、いわゆる preliminary study というものです。

　Preliminary study（予備研究）とは、本格的な研究を開始する前に、仮説の妥当性や研究デザインの適切性を確認するためにおこなう小規模な調査や実験です。例えば、100 例が必要と見込まれる臨床研究であれば、まず 10 例程度のデータを収集して解析をおこないます。これにより、研究方法やデータ収集の有効性、サンプルサイズの見積もりを事前に評価し、実際の研究をより効果的に進めるための準備を整えることができます。自分の臨床経験から「これはいける」と思うのはよいのですが、特に若手の場合は客観的にもその経験が少ないものの気持ちだけは前のめりで、なぜか自信満々だけどその自信だけが空回りして、よくよく調べて考えてみるとそこまでいけそうでもない…なんていうことはよくあります。なので、上司の意見を参考にする、参考文献を読み漁る、

preliminary study を実施する、倫理委員会の評価を受けるなど、自分の仮説をより客観視できるようなリスクヘッジをいくつか設定しておく必要があります。さもないと、倫理委員会を通して研究結果が出たものの、どの雑誌にもアクセプトされない、なんていう事態も起こり得ます。

日々の臨床から、病態や手術の本質を見抜き、研究につなげる

前向き研究での例

　ではここで、私が「これはいける」と感じた経験をお話しします。

　人工心肺装置を使用した心臓手術では、一定の確率で手術後に腎機能障害が出現します。さまざまな原因が考えられますが、そうなった場合の対応として、腎機能を悪化させる薬の量を減らす、輸液を多めにおこなうといったいくつかの選択を、手術直後から取ることができます。しかし多くの場合、その腎機能障害は、手術が終わってから少し時間が経過した、手術後 12〜24 時間後の血液検査（血清クレアチニン）で判明するため治療介入が遅れてしまいます。多くのデータや論文において、心臓手術後の腎機能障害は、患者の挿管時間や集中治療室の滞在日数を延長させ、多くの合併症を引き起こすとされています。その一方で、血液検査ではなく尿検体から検出される Liver-type fatty acid-binding protein（L-FABP）や Neutrophil gelatinase-associated lipocalin（NGAL）といった尿中バイオマーカーは、腎機能障害があれば手術直後からすぐに上昇するため、早急に対応することができます。

　以前私は、心臓手術が終わった患者 103 人の尿検体を手術直後、4 時間後、12 時間後、そして 24 時間後と採取して L-FABP と NGAL を測定する前向き研究をしたことがあります（Yoneyama F, et al. Novel Urinary Biomarkers for Acute Kidney Injury and Prediction of

Clinical Outcomes after Pediatric Cardiac Surgery. Pediatr Cardiol. 2020; 41: 695-702.)。この研究をおこなう前にこの尿中バイオマーカーを数回ためしに使用し、また今までの臨床経験を組み合わせたうえで「これはいける」という強い感覚を持ち、この前向き研究に踏み切りました。100人以上の尿検体を心臓手術直後から自分自身でそれぞれ4回取るのは大変であり、多くの人の労力が必要です。結果が出せなければそれらが無駄になるため、この「いける」という強い感覚がなければ踏み出せていなかったと思います（それでも何回も「結果が出なかったらどうしよう…」と不安になりましたが…）。

多施設共同研究での例

　もうひとつ、「これはいける」と思った経験についてお話ししたいと思います。

　心室中隔欠損症では、パッチを使ってその欠損孔を閉鎖する場合があります。欠損孔の周囲には、刺激伝導系という心臓の心拍をコントロールする組織が電線のように張り巡らされています。その刺激伝導系を損傷しないようにパッチを縫い当てる方法は歴史的にも確立されているのですが、筑波大学の平松教授は、その刺激伝導系の組織が走行している深部の筋組織まで針をかけない、つまり表面ギリギリの組織に糸をかけることで刺激伝導系を守るという、今までに報告されてはいなかったものの、解剖学的にも組織学的にも理にかなったコンセプトを持っていました。筆者はその術式についてまとめて論文化しないかという相談を受けた時、今までそのような報告もなく、きちんとした結果が出るのかいささか不安でした。しかし実際の手術や手術後の患者を目の当たりにすると、やはり臨床的にもその手術に関連した刺激伝導系の障害は少ないように感じたのです。この研究は後ろ向き研究ではありましたが、多施設共同研究という他の施設も含めてのデータ採取だったため、症例数や

集めるデータ項目、統計解析もかなり大がかりなものでした。それでも臨床的に自分の「いける」といった感覚を大事にして、最終的には満足のいく結果が得られた研究でした（Yoneyama F, et al. Conduction disorders after perimembranous ventricular septal defect closure：Continuous versus interrupted suturing techniques. Eur J Cardiothorac Surg. 2022; 62: ezab407.）。

一つひとつのプロセスをきちんと理解することで確信につながる

　臨床を深く掘り下げて取り組むと、その疾患や手術の「本質」が次第に見えてきます。ある疾患の本質を理解するということは、単に教科書的で表面的な特徴や知識を知り、一時的な状況を理解するのではなく、その疾患の起源から治療に至るまでのすべてのプロセスを自身の臨床経験と絡ませて、深く理解することを意味します。私自身もまだまだトレーニング中ですが、この本質にたどり着くことができると、臨床の現場での経験や洞察が、論文のテーマとして形になることが増えてきます。そうして得られた論文のテーマは、まさにその疾患や手術の核心を突いているため、論文としての採択率も自然と高くなります。特に、臨床での本質を理解し、そのうえで論文のアイデアが閃いた時、それは「これはいける」という確信に繋がります。この確信は、単に感覚的なものではなく、長年の臨床経験や深い洞察から生まれるものであり、そのテーマが本質に根ざしているからこそ、自信を持って研究を進めることができるのです。臨床能力が十分についているからこそ、論文化における「これはいける」という感覚がついてくるのです。

4 学術活動 —論文執筆の重要性—
誰でもすぐに書ける、論文の書き方

さて次に、実際にどのように論文を書いていくのか、ということについて少し見ていこうと思います。

症例報告の書き方

論文というのは、研究論文（original article）、症例報告（case report）、技術報告（how to do it）、レビュー論文（review article）、メタアナリシス（meta-analysis）などを含みます。そしてまず初期研修医や若手医師は、症例報告：ケースレポートを論文として書くことが多いと思います。症例報告は一つの疾患を掘り下げるため非常に勉強になり、また1年に数回おこなわれる学会地方会では、症例報告が発表のメインとなります。研究論文とは違って症例報告の準備にはそこまで時間がかからないので、論文として症例報告を作成しておけば、それをもとに学会発表をしてしまえばよいので、一石二鳥となります。なので学会で発表する際は、基本的には論文として仕上げるつもりで臨むとよいでしょう。私自身も何編か症例報告を書いてきたのですが、以下の書き方がほぼテンプレート化してきたので、その方法を紹介したいと思います。

大前提として、論文は abstract、introduction、result（case report）、discussion、conclusion で構成されています。論文は、書く前にまず、なぜ症例報告になり得るのかをはっきりさせておく必要がありますが、症例報告の場合は、極論を言えば、珍しいから、つまり先行例がない（少ない）からということになります。まず上級医と相談して、今までそのような経験があったかどうかを確認します。次に文献検索をおこない、

先行例がない（少ない）のであれば、それは報告に値するということになります。ただ、なぜ報告が少ないのかについては「珍しいが報告する価値がないので誰も報告していない」という可能性をきちんと除外する必要があります。そして単に珍しいから報告するのではなく、査読者がハッとするような「ひとひねり」があると、より良い論文が生まれます。

①まず results から書く

なにはともあれ、まずは result：客観的な結果から書きます。Result は introduction や discussion に比べて文献的な考察が必要なく、すぐに取り掛かり文章を埋めることができるからです。例えば外科系の症例報告であるならば、「症例提示」「手術所見」「術後経過」の3つを段落に分けて書きます。この時も、なぜ症例報告に値するのか、を意識しながら書きます。

②次に discussion に移る

Discussion では起承転結を使用して、4つの段落を作成します。

起：疾患の一般的・教科書的な説明；簡単な疫学、診断方法、解剖や病態生理

承：その疾患群に対する一般的な治療方法や手術選択、その適応について説明

転：その一方で、本症例で工夫した点（例えば術式など）。ここが論文での一番のキモになる。「ひとひねり」を加える

結：まとめの一文

ここで使用する参考文献についてですが、先行例がない（少ない）とはいえ、考え方や領域が少し被った論文がそれでもいくつか存在するはずです。それらをまず2～3個探しておきます。英語で作成する場合でも、この起承転結の部分は、慣れないうちはまず日本語で、箇条書きでアイデアを書いていくとよいでしょう。その後、英文に変換していき、文字数を意識しながら少しずつ肉付けしていきます。

文字数についてですが、多くの雑誌では、症例報告の文字数制限は1,500文字程度となっています。ここで大事なのは、resultと、discussionの「転」の部分の文字数を意識することです。症例報告では、いかにその症例にインパクトを持たせるかがまず大事であり、そのためにはresultでの患者説明をしっかりとおこないます。そこで文字数がかなり取られていても最初は良しとします。そしてdiscussionの中でも「転」の部分は、その論文のキモとなるところなので、エッジのきいた4〜5行程度の文章で、シンプルにスパッと決めるのが良いです。

③最後にintroduction、abstract

　最初にresultとdiscussionを作成しておけば、必然的にintroductionとabstractは決まってきます。大事なのは、論文全体の流れを掴んだところでintroductionを書き、そしてabstractとして全体をまとめることです。先にintroductionを書いてしまうと、自分が今やるべきことは論文を書くことであり、症例を発表することなのに、なぜか教科書的なintroductionを書いているという乖離が生まれ、気が付くとやる気がなくなっていきます。またabstractは、それを書いてしまうと、アイデアがそこで固定されてしまう可能性があるので、最後に書くのでも全然構いません。

順序を決めて書くのが早道

　まとめると、まずはresultから書いて、discussionは起承転結を意識して書くと、必然的にintroductionとabstractが書けるようになる、といった感じです。いきなり頭のabstractやintroductionからは書かないようにしましょう。特に最初のうちは、ひとたび途中で面倒くさくなってしまうと、執筆のスピードが急激に落ちてしまいます。まずはresultで文章を埋めておけば気持ち的にも楽です。そして大事なのは、「なぜこの論文を発表するのか」ということを必ず頭の片隅に置いてお

くことです。そして可能であれば、革新的な「ひとひねり」を加えられればより良いです。特に discussion に関しては、一日では完成しないし、またふとした拍子に新たなアイデアが出てくることもあります。筆が止まった時はあえて日を置いて考えてみると、その「ひとひねり」が出てくることもあります。Introduction や abstract は最後の最後で十分に書くことができるので、そこに時間を割くのはやめましょう。

ひとひねりが良かった一例

　「ひとひねり」の1例として、私が小児心臓移植に関して報告した論文を紹介します。摘出したドナー（臓器提供者）の心臓の右冠動脈に先天的な狭窄がありました。すでにドナーの心臓は体内から取り出されており、その冠動脈の狭窄は心臓移植する直前に発覚しました。レシピエント（移植希望者）に移植する直前に、まず手術台の上でその右冠動脈の狭窄を治し、その後に心臓移植をおこないました。その手術自体も非常に珍しいのですが、この論文ではより病態生理にも注目して「小児の心臓移植では肺の機能が悪くなっている可能性が比較的高く、その場合は右冠動脈が栄養している右室の機能が大事になるので（※右室は肺に血液を流しているが、肺の状態が悪くなると右室に負担がかかる）、特に小児の心臓移植の場合には右冠動脈の異常には十分気を付けなくてはならない」という「ひとひねり」を加えました（Yoneyama F, et al. Incidental Finding and Treatment of An Anomalous Aortic Origin of the Right Coronary Artery in a Pediatric Donor's Heart prior to Implantation. J Heart Lung Transplant. 2024; 43: 1193-1195.）。これは単なる解剖学的異常の報告ではなく、病態生理学にも焦点を当てた、個人的にも面白い論文となりました。

　このように、プラスアルファの「ひとひねり」があると、その論文はキラリと光り、有名雑誌での採択率が高くなります。

学術活動 ―論文執筆の重要性―
学会発表と論文執筆について

　学会発表は、医学生、初期研修医といった若いうちは、まず地方会や地域の勉強会での症例報告から始まります。その後、学術総会といった大きな学会での臨床研究の発表を目指します。

　地方会などでの症例報告の発表は、多くの場合はきちんと抄録を書いて提出すれば、だいたいは問題なく採択されます。その一方、学術総会といった大きな学会で臨床研究の口演を目指した場合は、すべての抄録が必ずしも採択されるわけではありません。抄録には研究の全体像を示す必要がありますが、限られた文字数の中で、研究の主要なポイントや目的、方法、結果の概要を論理的に、明確に示しておく必要があります。そして一度抄録が採択されてしまえば、発表全体の構成や発表内容の詳細を考えたり、時間制限内に発表を終了する努力をしなくてはいけません。抄録が採択された後は、それぞれの学会での発表の規定もありますが、良くも悪くもあとは自分次第、といった状況になります。

研究内容の論文化と学会発表を同時並行でおこなう

　論文執筆を開始することに関しては今まで述べてきましたが、論文作成を完遂するためにはさらに厳密なプロセスがあります。投稿先のジャーナルの厳格な規定に従って、執筆し投稿した後、査読者からのフィードバックをもとに修正を加えることが求められるrevision（修正必要）となって手元に戻ってくる場合があります。このrevisionで手元に戻ってきた場合は、学会発表における抄録が採択された段階と言えます。

つまり、ジャーナルから reject（却下）ではなく、revision（修正必要）として返されたので、その後 accept（採択）される可能性がかなり高いという状態です。しかし、査読者からはデータの内容、その真偽、統計処理の正確さ、論理展開、過去の文献との比較や検証、さらには患者選択の妥当性に至るまで、厳密な評価がおこなわれ、それらに対する修正点を必要であれば提示されます。これらの評価基準をクリアしない限り、論文は採択されることはなく、修正の後も何度も何度も査読が繰り返されます。このため、論文が最終的に採択された場合、その内容はすでに多くの検証を経ており、非常に高い信頼性を持つものということになります。

　そのため、論文化された研究内容を学会で発表することは、ある意味非常に楽な作業といえます。抄録が採択された後は、発表スライドの作成やプレゼンテーションの準備が主な作業となりますが、これらも論文で準備した内容を使えば問題ありません。しかし、特に口演での発表は一発勝負であり、さらに重要なのが、発表後にオーディエンスからの質問にも対応しなければならないということです。発表後の質疑応答に備えるため、事前に可能な限り多くの質問を想定し、回答を準備するよう心がけます。時には予想外の質問が飛び出すこともあるため、臨機応変な対応力や応用力が求められますが、論文作成を前提に準備していれば、かなりの知識を事前に準備しておくことができます。

意義は違えども、最終的な目的は同じ

　繰り返しになりますが、個人的には、学会発表だけでなく、研究内容を可能な限り論文化し、後世に残していくことも非常に重要だと考えています。論文化された研究は自分自身の業績としての価値が残ります。学会発表は要約として記録が残るかもしれませんが、発表自体が動画と

して保存されることは稀です。しかし、論文化されれば、その内容はインターネット上やPubMedに掲載され、世界中の多くの人々がそのアイデアにアクセスできるようになります。これにより、研究のアイデアが広く共有され、最終的には患者の治療の質を向上させることにつながります。

　このように、学会発表と論文執筆の両方に、それぞれ異なる意義と価値がありますが、最終的には両者ともに、研究の成果を広く伝え、医療の進歩に貢献するための重要な手段であることは間違いありません。

論文が完成し、上司や共著者からフィードバックをもらった後は、速やかに対応することが重要です。修正が終わったら、できるだけ早く、理想的には数日以内に返信しましょう。また、論文をジャーナルに投稿し、査読者からレビューが返ってきた際も、迅速に修正して再提出することが大切です。上司や共著者、査読者は、時間が経つと論文の内容を忘れてしまうことがあるため、対応はスピーディにおこなうことが成功の鍵となります。

6 学術活動 —論文執筆の重要性—
シェーマ・イラストの描き方と伝え方

　特に手術内容を説明する論文や学会発表においては、積極的にシェーマやイラストを取り入れていきましょう。見栄えが良いシェーマやイラストが添付されている論文は、査読者の目を惹き、採択されやすいと思います。実際、私が外科系の雑誌の査読をする際は、手術のイラストやシェーマがなければ、必ずそれらを著者らに要求するようにしています。イラストやシェーマを自分の論文に取り入れる際にとても役に立ったのは、『心臓外科医が描いた正しい心臓解剖図』(末次文祥著／メディカ出版) という本です。この本は心臓外科目線での心臓の解剖がとてもよく描かれており、もちろん心臓の解剖学も勉強になりましたが、その本の中で、"**シェーマ (schema) は略図、イラスト (illustration) は図解、スケッチ (sketch) は写生**"、と説明されています。イラストはシェーマとスケッチの真ん中に位置するといった概念です。スケッチは解剖学実習での基本となり、ディテールに間違いがないよう作成に時間がかかります。その一方でシェーマは解剖学的表現を簡略化して、より概念が伝わるような図であり、最終的には標識、表示、記号にまで行きつきます。そしてイラストはその間に位置し、「正確さ」と「わかりやすさ」を兼ねそろえています。末次先生は本書中に"「おー、なるほどわかりやすいな」というのがシェーマ、「ほほー、わかりやすくて正確だな」というのがイラスト、そして「あー、本物みたいできれいだな」というのがスケッチ"と、非常にわかりやすい表現で説明されています。

　これらシェーマとイラストの使い分けは重要で、より細部にこだわっ

た議論をしたいときはイラストを論文に添付すべきだと考えます。しかしそれには時間もかかり、末次先生のような細密で豊かな描写や表現ができればよいのですが、私にはその技術がありません。なのでその場合、私はイラストレータに作図を依頼するようにしています。

その一方で、自分が論文で伝えたいコンセプトがシェーマではっきりと表現できるのであればそれで良いと考えており、私は Microsoft PowerPoint を使用して、シェーマをシンプルに描くように努めています。

シェーマは自分で簡単に描き、イラストはお願いする

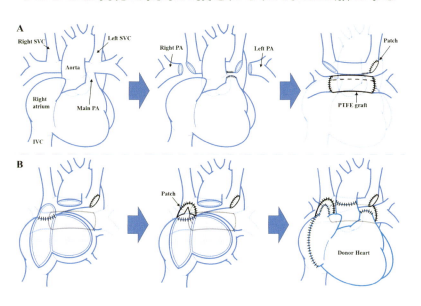

これは、両側グレン手術後に対する心臓移植手術の別法を報告した際に作成した図です（Yoneyama F, et al. Modified biatrial heart transplantation after bilateral bidirectional cavo-pulmonary shunts. Eur J Cardiothorac Surg. 2022; 62: ezac453.）。シェーマの良い点として

は、表現がシンプルな分、そこまで解剖の細部を表現する正確性は必要なく、無駄な情報を省いて自分が強調したい箇所だけを表現することができます。私が作成するシェーマは、PowerPointで使用できる基本的な図形：直線と曲線、半円を組み合わせて心臓や血管を作成し、その線の色、太さや透過性を工夫して奥行きや立体感を出しています。これの良い点は、一度最初の図を作成すると、あとはその図をコピー・アンド・ペーストして少しずつ位置や形を修正していくだけなので、慣れてしまうと簡単に作図することができるところです。

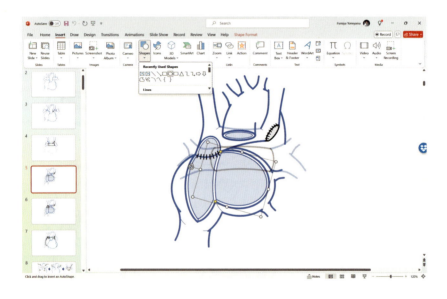

さらに基本的な心臓の形を作成して保存しておけば、その線を消したり他の図形を足したりするだけで、バリエーションを増やしてほかの論文や学会発表でのシェーマとしても転用することができます。PowerPointを使用しなくても、自分が使い慣れたイラストレーションソフトがあればそれでよいと思いますが、PowerPointはとてもシンプ

ルにシェーマを作成することができます。

　その一方で、イラストレーションではより細部を描写できるので、その表現を活かした図を論文に用いることもあります。

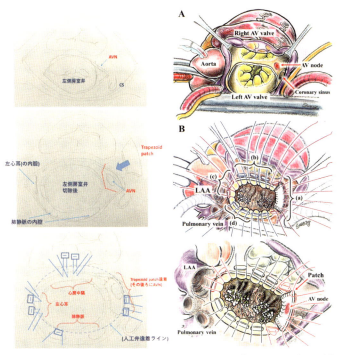

（イラスト右：末次文祥）

　左は私が手書きで作成した下書き、そして右が末次先生に依頼したイラストです(Yoneyama F, et al. Modified atrioventricular valve replacement in children. J Card Surg. 2022; 37: 3325-3327.)。本論文では心臓の房室弁を人工弁に置換する際に刺激伝導系である洞房結節（AV node）の損傷を防ぐために、そこに覆いかぶせるようにパッチ（patch）を当てて、人工弁を縫着するといった術式を報告しました。末次先生の表現や画力

が私のと違うのは明らかですが、この論文の場合は、パッチの縫い方や
その周囲の解剖をより正確に描写する必要があったため、単なるシェー
マではなく、より表現力と正確性のあるイラストを論文に採用しました。

　外科医にとっては、図といった視覚的表現は、文章での表現以上に理
解しやすく、外科医の中での共通言語となりえます。説得力のあるシェー
マやイラストを論文や学会発表で使用することは、読者や聴衆の心を
瞬時に惹き付けるのに、非常に役に立つのです。

学会発表では「なるべく
文字は少なく、アニメー
ションは控えめに」とよ
く言われますが、慣れな
いうちは情報量が少ない
スライドを口頭で補足す
るのは難しいこともあり
ます。しかし、メモ欄の
文章をただ読み上げるだ
けでは退屈な発表になり
がちです。そこで私は、
文章（やイラスト）のフ
ェードインやポップアッ
プといったアニメーショ
ンをある程度は使用して
います。こうすること
で、アニメーションが自
分自身のプレゼンの進行
を誘導してくれるので、
自然な流れで発表できる
ようになります。

第2章

海外臨床留学
―情報と戦友―

0 目標設定と自己投資
海外臨床実習に向けて

　第1章では、右手に臨床、左手に学術活動というように、文武両道の大切さをそれぞれの視点から解説しました。続く第2章では、私自身の留学経験を通じて、臨床と学術活動をどのように組み合わせるか、それぞれの重要性そして実用性をさらに深く掘り下げていきたいと思います。このバランスの取り方は、海外留学を目指す医学生や若手医師だけでなく、看護師、薬剤師、臨床工学技士といった多様な医療分野の専門職においても、これからの時代にはますます重要になるでしょう。

　特に海外臨床留学は、文武両道を実践する場としてふさわしいです。臨床能力を磨く一方で、忙しい実務のなかでいかに学術活動を維持し続けるか、そのバランスを考え実行することが大きな課題であり、また成功の鍵ともいえます。

　まずは準備段階として、日々の英語学習や米国医師国家資格（united states medical licensing examination：USMLE）の取得に加え、私が医学生のときに体験した海外臨床実習についてご紹介します。

　英語論文の添削や英文でのメールのやり取りに関しては、ChatGPTやGrammarlyといったAIツールが有効です。もちろん、自分で英語を正確に書けるようになることは重要ですが、英語自体あくまでツールの一つです。英語そのものを学ぶことも大切ですが、日常生活の中で英語に過度な時間を費やすことは難しいです。そのため、こうしたAIツールを上手く活用して効率化を図ることが非常に重要です。

1 目標設定と自己投資
英語学習の動機、目標の設定
―因果関係を明らかにする―

　第1章でお話しした通り、私はかなり早い時期から心臓外科医を志しました。しかし調べ始めるにつれ、心臓外科医として一人前になるということは、非常に長く険しい道のりであることが次第に明らかになっていきました。そもそも心臓外科医として独り立ちするまでには相当の年月がかかるのに、それでも執刀医になれるのはほんの一握りだと…。背筋が寒くなる話です。

知らない世界への挑戦

　心臓外科医についてインターネットで調べていると、頻繁に「海外留学」という言葉が目に入ってきました。しかし当時は海外留学の情報も限られており、あったとしても自分とは程遠い有名な先生のサクセスストーリーばかりで、具体的にいつ何を始めたらよいのかもわかりませんでした。そして海外留学を目指すにあたって避けては通れないのが「英語学習」です。まずそもそも英語というものに対して、中学や高校時代は特に得意教科でもなく、そこまで興味もありませんでした。そして何より当時医学生の私には医者になるという実感がまだなく、もともと日本のド田舎出身の純ジャパニーズの自分が、縁もゆかりもない海外で医者として働くということは想像もしていませんでした。なので、いくら一流の心臓外科医になりたかったとはいえ、英語学習や海外留学はハードルが高く、それらに取り組むにはとても腰が重かったです。決して日本のすべての外科医が海外留学しているわけではなく、なおかつ日本の心臓血管外科、そして小児心臓外科の手術成績は海外に比べてとても良かったのですから。

そんな中、将来米国への留学を目指していた部活の先輩が、大学最終学年でおこなわれる海外臨床実習とUSMLEについて話してくれるということだったので、その会に参加しました。USMLEとは、米国医師国家資格というアメリカで臨床医として働く場合には必ず必要な資格で、USMLE STEP 1、STEP 2、STEP 3といくつかの試験（筆記試験と面接試験）に、ある期間内に合格しなくてはいけません。また海外臨床実習とは、大学医学部の最終学年に、自分の興味ある診療科での実習を海外の病院や施設で数ヵ月間おこなうことができるというプログラムです。その先輩はUSMLE STEP 1を無事合格し、その会では海外臨床実習での経験や、将来のビジョンについても話してくれました。なんとなく参加した会でしたが、目指す診療科は違えど、その情熱と信念に深く共感し、自分の価値観が大きく変わったのを覚えています。当時は海外留学へ挑むことに対して不安や迷いがありましたが、外科医として海外で働く経験は、将来心臓外科医になった自分の価値と実力を上げてくれる、とその時思ったのです。

英語学習は自身の夢を叶えるためのツール

「で、何から始めたらいいんだ？」

英語学習は毎日コツコツ、持続的にやるのが良いのだろうけれども、そもそも英語にたいして興味のない、飽き性の自分がどこまでどうやって続けることができるのか…不安にかられました。

しかし当時の私は一人前の心臓外科医になりたい、という気持ちが強かったため、「立派な心臓外科医になるためには海外留学、海外留学のためにはまずは英語」という因果関係を作るのが難しくはありませんでした（決して海外留学が立派な心臓外科医の必要条件ではありませんが）。人によっては英語を使って外国人とコミュニケーションをとるのが楽しい、英語の曲を聴くのが楽しい、そもそも英語が楽しくて勉強し

ている、という人もいると思いますが、私の場合は英語はあくまでも自分の夢のための道具、として割り切って勉強しました。

そこで次に考えたのが、英語学習における自分に対する「枷」でした。まずは、いわゆる駅前留学の英会話教室に出向き、すぐに週一回45分のレッスンを契約しました。しかしそれだけで自分の英語力が爆発的に成長したとは、まったく考えていません。バイトして稼いだお金をそれに費やし、友人と遊ぶ時間を削り、一人で過ごす時間を英語勉強に費やすことで、「せっかくここまでしているのだから…！」という身銭を切る気持ち、あくまでもそれは自分を律する「枷」と考えていました。そうでなければ、飽き性の自分は何をやっても続かなかったと思います。さらにオンライン英会話はとても効果的で、1回30分程度、できるだけ毎日おこなっていました。英語を含めた将来への自己投資的な勉強はすぐに成果は出ませんが、自分への「枷」を作って、ある一定期間はお金と時間を投資する必要があると思います。

目標に向かって、地道に努力する

海外臨床実習には TOEFL iBT 80点以上、そして英語面接の合格が必要とされていました。TOEFL iBT とは reading、listening、speaking、writing の4つの能力を総合的に評価するテストで、内容は非常に学術的で、経済、歴史、天文、生物学、医療など、文系から理系まで多岐にわたります。面接では、5～6人の試験官を前にして、海外臨床実習を目指す動機やその実習でやりたいこと、そしてどう将来に生かしていくかなど、さまざまな内容を英語でディスカッションします。よってこの段階で、① TOEFL iBT 80点以上、②英会話を向上させて英語面接合格、そして③ USMLE STEP 1 合格の3本柱を当面の目標に掲げることにしました。学生生活中は、ほかにも大学の定期試験や病院実習もありましたが、それらには最低限の時間と努力を割いて、基本的には英語学習のことだけを常に考えていました。

つまり大目標につながる、ゴールがある（合格 vs 不合格）目標、そしてその時点では決して実現不可能ではない目標を作成しました。私の大目標は立派な心臓外科医になることでしたが、その当時はそもそも医者でもなければ心臓外科医の「し」の字もわかっておらず、ましてやその先の海外留学なんて想像もできません。しかしまず、目標達成のためには英語力の強化、海外臨床実習の経験、そして USMLE が必要だと考えていました。つまり、先ほど述べた「立派な心臓外科医になるためには海外留学、海外留学のためには英語」という因果が自分の中ではっきりとしていました。

医学生の臨床実習

医学生にとって、臨床実習はこれまでの3〜4年間、座学で積み上げてきた医学知識を現場で応用する段階であり、単なる学生生活の延長ではありません。臨床実習は、いわばインターンシップにあたる時期で、医学生が社会人としての準備を整える重要な期間となります。実習に入った医学生は、まだ「医師のたまご」として右も左もわからない状態であり、これまでの座学の講義やペーパーテストとは異なる、新しいスキルや姿勢が求められます。

診療科によっては、朝早くから夜遅くまで実習が続き、診療録の記載、回診でのプレゼンテーション、さらには長時間にわたる手術の見学など、座学とはまったく異なる実務経験を積みます。こうした新しい環境に適応するのは決して簡単なことではなく、環境の変化に慣れないまま、身体的・精神的に負担を感じる医学生も少なくありません。病院実習中は、医学的知識を持っていることはもちろん大切ですが、それ以上に重要なのは、実習中に出会う他の医学生や先輩、担当の医師と良好な人間関係を築くことです。彼らとしっかりとコミュニケーションを取っておけば、

困難に直面したときにも支え合い、助けを得ることができます。また、実習に入る前にその診療科の実習形態や内容を事前にリサーチしておくことで、実習中のストレスを軽減することができます。

　さらに、外国での臨床実習となると、英語でのコミュニケーションはもちろん、医療システムの違いや、それぞれの国の風習、価値観の違いにも適応する必要があります。こうした環境で実習をスムーズに進めるためには、まず英語力を強化することが欠かせません。TOEFLで高得点を目指して英語を勉強することや、USMLEを通じて医学英語を学ぶことは、海外での臨床実習を視野に入れていた私にとって非常に合理的な準備でした。これらの努力は、海外での医療実習において、現地の医療従事者や患者とのコミュニケーションを円滑に進め、実習を実りあるものにするための重要なステップとなります。

　のちに私は海外臨床実習を無事終了し、医学部在籍中にUSMLE STEP 1/STEP 2 CKの取得を達成することができました。私のように英語初心者でも、日本の医師国家試験に合格できるなら、海外での臨床実習や試験合格も決して不可能ではありません。最初は高いハードルを感じるかもしれませんが、努力を積み重ねれば誰でも達成できるものだと思います。

　重要なのは、一歩一歩確実に準備を進め、自分が納得した目標に向かって地道に取り組むことです。困難に感じても、意欲と継続した努力があれば必ず道は開けます。

　仕事で英語を使う際、非ネイティブや英語が得意でない場合は、なるべく短い文章、例えば「This is a pen」や単語といった、相手に確実に伝わるシンプルな英語を心がけることが大切です。もちろん、長くてカッコいい文章が話せると理想的ですが、伝わらなければ意味がありません。特に手術室や患者の管理といった重要な場面では、意思疎通ができないことが致命的な結果を招く可能性があるため、簡潔な英語で確実に伝えることを優先しましょう。

2 目標設定と自己投資
同志とともに勉強：USMLE 勉強会

前述のように、学生時代は最終学年での海外臨床実習を目標にする傍ら、USMLE STEP 1 の勉強も並行しておこなっていました。特にこの USMLE の勉強は本当にきつかったです。

米国で医師として働くために重要な試験

USMLE は、アメリカで医師として働くための資格を取得するために必要な試験であり、STEP 1、STEP 2、STEP 3 の 3 つのステップに分かれています。USMLE は、米国で臨床医としてのポジションを求める医学生にとって極めて重要な試験であり、その成績やスコアは、米国の各施設のプログラムの選考基準として重視されます。特に競争が激しいプログラムや専門分野へのアプリケーションを出す場合には、これらの試験結果が重要な役割を果たします。

STEP 1：基礎医学

基礎医学の知識を評価する試験であり、anatomy（解剖学）、biochemistry（生化学）、biostatistics and epidemiology（統計学・疫学）、pathology（病理学）、pharmacology（薬理学）、physiology（生理学）…などの基礎医学から、nervous/special senses（神経系）、respiratory（呼吸器系）、cardiovascular（心血管系）、gastrointestinal（消化器系）、renal/urinary（腎泌尿器系）…といった各臓器別の知識まで、幅広い医学知識が問われます。この試験は、主に基礎医学の理解をどれだけ深めているか、またその知識を臨床医学に応用できるかを評価するものです。

STEP 1のスコアは、プログラム選考において、特に重視される指標の一つとなります。

STEP 2：臨床医学

　主に臨床医学に関連する知識を評価する試験で、日常の診療において必要とされる臨床的な判断力や知識が問われます。かつては、STEP 2にはCS（clinical skills）という試験が含まれており、模擬患者を相手にコミュニケーション能力や臨床技能を評価するものがありました。しかし、2021年のCOVID-19パンデミックの影響で対面での試験実施が困難となり、CSは廃止され、現在STEP 2はCK（clinical knowledge）のみとなっています。その代わりに、OET（Occupational English Test）と呼ばれるオンラインテストが導入され、リスニングやスピーキングといった英語能力が評価されるようになっています。

STEP 3：総合能力

　最後は、医師として独立して診療をおこなうために必要な総合的な能力を評価する試験です。このステップでは、患者の初期評価から治療、さらにはフォローアップまでの全過程を適切に実施できるかが問われます。試験は2日間にわたり、多肢選択式の問題だけでなく、臨床シナリオのシミュレーションも含まれており、医師としての総合的な判断力と実践的な能力が評価されます。STEP 3まで合格することは、米国で独立して診療をおこなう医師となるための重要なステップであり、各州ごとに必要な医師免許を取得するための前提条件となります。

USMLEを受けるための実際の勉強法

ただ単に知識を英訳するだけではない

　さて、日本では医学部1〜2年で基礎医学を勉強し、その後、臨床医学、そして高学年になると病院実習が始まるという流れになります。私

の場合、このUSMLE STEP 1の勉強を始めた時はすでに臨床医学の講義が始まっており、基礎医学の知識は忘却の彼方にありました。そしてSTEP 1は基本的には基礎医学の知識を必要とするので、基礎医学をもう一度、しかも英語で勉強しなくてはいけないという、まさしく地獄でした。USMLE STEP 1で出題される臨床医学の知識についても、基礎医学を融合させた知識であったり、アメリカ特有の病気や治療に対するアプローチ、フォローアップの違いなどがあり、ただ日本の医学知識を英訳しただけ、というわけにはいきません。

　臨床医学に関する問題では、単に症例の診断や治療の選択を答えるだけではなく、その背後にある複雑な病態生理学を深く理解することが求められます。他には、がんに関しては、日本とアメリカでは、臓器別や年代別に見たがんの発生率が異なるので、それぞれのがんの重要度も異なります。それに伴い、がんの治療前後のフォローアップの方法も異なることが多いです。さらには日本では見ないような感染症や外傷、そしてその診断・治療法も勉強しなくてはいけません。

　このため、USMLEは「米国医師国家資格」であり、日本で学んだ医学知識をそのまま英訳するだけでは対応できません。各疾患の深い理解が求められ、特にアメリカという国の医療システムや患者層に合わせた出題傾向を読み取り、適切に応用する力が必要になります。がんや心血管疾患、感染症といった分野における、リスクファクターの評価や治療ガイドラインにもアメリカ独自の要素が反映されているため、それぞれの背景を理解し、問題を解く際に適切な判断ができることが重要です。さらに、米国の医療ではエビデンスに基づく医療（evidence based medicine：EBM）が非常に重視されており、試験でもその考え方が反映されています。したがって、各治療法や診断方法の根拠となる研究データや臨床試験の結果を理解することが、診断・治療の選択肢を正しく

導くための重要な鍵となります。

　いくら自分が決めたとはいえ、独りでこの勉強を続けていくことは非常につらかったのですが、そんな中で助けになったのは同じ志を持つ友人の存在でした。

同期との英語でのディスカッション

　当時私は、同じく USMLE STEP 1 合格を目標とする同級生 4 人と、大学のゼミ室や図書館の個室で週一回、勉強会をおこなっていました。

　具体的には、USMLE STEP 1 形式の問題をその場で出題し、回答し、それを解説するというものです。あるいは病院実習中に実際に経験した症例について、主訴、現病歴、既往歴等を提示して、その患者の疾患名を当てて、その疾患について解説するといったものから、フリーディスカッションまで多岐にわたっておこないました。あるときは、友人のうちの一人が TED Talks（https://www.ted.com/talks）のとある動画を流した後に「じゃあ、君たちはどう思ったかディスカッションをしましょう」という衝撃的な回もありました。当時画期的だったのは、それらをすべて英語でディスカッションしたということです。この 4 人は全員英語ネイティブではないので、はじめはお互いしどろもどろでした。いくら気の合う友だちとはいえ、普段日本語で話しているのにいきなり英語でのディスカッションなど少しこっ恥ずかしいものです。しかし、医学知識や英語が同じくらいのレベルの友人と勉強会をスタートするのは非常に効果的でした。医学知識や英語に差があると、そこで誰かが気を使ったり、遠慮してしまったり、あるいは誰かが独走態勢に入る、といった状況が引き起こされたかもしれません。しかし、お互いのレベルを知っているからこそ、気兼ねなく、バランスのとれたディスカッションができたのだと思います。

　当時私たちは、将来目標とする診療科（循環器科、代謝内分泌科、総

合診療科、小児科など）がほぼ決まっていたため、おのおのその得意分野から出題するのでディスカッションも弾み、時にはさらに違う分野から不意に出題して緩急をつけたりと、いろいろな勉強法を取り込みました。もちろん USMLE の知識を得られたことも大事でしたが、人前で英語でプレゼンテーションし、ディスカッションすることは、当時一番のトレーニングになりました。

　どんな状況でも最終的には自分との闘いにはなりますが、世の中のどこかに同志は必ず存在し、彼らと手を組んだほうが最終的には目標に到達する可能性も高く、その速度も早いです。今の時代はインターネットやオンラインが発達し、自分に合ったグループを見つけることはより簡単になってきています。そして目標に向かって突き進むライバル・同志と出会うことは、将来自分にとってかけがえのない財産になるはずです。

CVや履歴書は、医師になったら早めに作成し、常にアップデートしておくことが重要です。学会発表、論文、受賞、資格など、新たな実績があればそのつど更新しましょう。数年前のものと比較することで、業績の進捗を振り返ることができます。また、履歴書を求められる機会は多いため、いつでも提出できる状態にしておくと安心です。

3 目標設定と自己投資
いざアメリカでの病院実習 —人生の岐路と目標にいくつかの起爆剤を設定する—

　海外臨床実習に向けた① TOEFL iBT 80 点以上、②英語面接合格、そして③ USMLE STEP 1 合格の 3 つの目標を無事達成し、医学部 5 年生時、私はテキサス州ヒューストンの Methodist Hospital の成人心臓外科で 1 ヵ月間、臨床実習をおこなう機会をいただきました。ヒューストンにはベイラー医科大学、Texas Children's Hospital、MD Anderson Cancer Center といった米国屈指の医療機関が集結している医療都市群があり、その中の一つに Methodist Hospital があります。私にとって初めてのアメリカ入国であり、非常に緊張しましたが、この海外臨床実習はまさにその後の医師としての方向性を定める大きな出来事となり、さらには新たな挑戦への起爆剤ともなりました。

実際の病院実習は、自分自身と時間とのたたかい

　病院に到着し、いざ実習が始まると、私は成人心臓外科のチームに配属され、心臓外科手術の見学、病棟や外来患者の診察、そして心臓移植における心臓取り出しの同行といった貴重な経験を積むことができました。成人心臓手術は毎日複数件が同時進行でおこなわれ、その光景はまさに圧巻でした。また、日本では当時まだ経験する機会がなかった低侵襲手術や補助人工心臓の植込み、さらには心臓移植といった手術を間近で見学できたことは、非常に刺激的で興奮を覚えた瞬間でした。

　この実習期間中、私が特に心がけていたのは「腐らない」という強い気持ちでした。この実習は完全に自分の努力次第で結果が変わるもので、

自分がどれだけ頑張るかによって得られる経験値が決まります。特に、1ヵ月という比較的長期間での実習や研修では、最初はモチベーションが高くても、途中で中だるみし、最終的には「ある程度経験できたからもういいか」といった妥協が生まれがちです。このような気持ちに陥った場合、これまで多くの犠牲を払い、努力を重ねてきたことを思い出し、何もしなければ何も得られない、「腐ってはいけない」という強い気持ちを持たなければいけません。私の場合も、もし今この瞬間に全力を尽くさなければ、きっと後悔するという強い思いが支えでした。また、この実習には明確な終了日が決まっているため、毎日が限られた時間との戦いです。一日一日を無駄にしないよう、かなりの気合が必要です。

準備〜実習終了まで。充実した日々がやってくる

まず、宿泊先のホテルについては自分で予約を手配しなければなりません。特にアメリカでは、地域によって治安が異なるため、ホテルの立地や通勤手段については慎重に選ぶ必要があります。私は現地で自転車を購入し、近場のホテルから毎朝それで病院に通うことにしました。

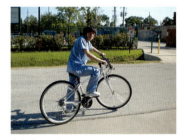

自転車で通勤

書類関連の手続きは基本的に日本で済ませましたが、現地の病院に到着した初日には、専用の手術着の調達やアクセスキーの受け取りなど、さまざまな手続きが必要でした。このような事務的な作業を無事に終えて、翌日からはチームに合流し、実習が始まりました。

具体的な実習内容は、主に手術や病棟の見学、ミーティングやカンファレンスへの参加が中心となりますが、病院の方針により、患者に直接触れることや手を貸すことは厳しく制限されています。アメリカでは、

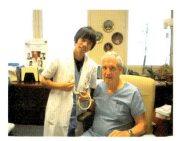
現地医師との交流

医療訴訟リスクを考慮し、医学生を守るために、外国人医学生がおこなえることには非常に厳しい規制があります。そのため、書類審査も多く、実習中の業務範囲も明確に定められています。

特に印象に残っているのは、心臓移植の現場での経験です。外科医と共に専用の飛行機で心臓の提供元に向かい、心臓を取り出してから病院に戻り、患者に移植するという貴重な体験ができました。さらに、ヒューストンは心臓血管外科そして人工心臓のメッカであり、さまざまな人工心臓の種類や歴史を勉強し、そして多くの人工心臓の植込み手術も見学することができました。ちなみに、ヒューストンにあるNASAのジョンソン・スペース・センターで開発されたスペースシャトルのエンジンと人工心臓のポンプは技術的に互換性があり、宇宙医学の分野でも研究が進んでいます。このような貴重な体験や最先端の医療技術に触れる毎日はとても充実していました。

週末はフリータイムがあり、その時間を利用して観光や美術館巡りを楽しむことで、心身のリフレッシュを図ることができました。実習期間中は、現地でお世話になった診療看護師（physician assistant）と食事やパーティに参加したり、現地で活動している日本人医師との食事会もあり、アメリカでの医療だけでなく、文化的な交流も楽しむことができます。

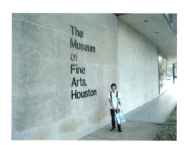
フリータイムは美術館でリフレッシュ

第2章 3 目標設定と自己投資 いざアメリカでの病院実習——人生の岐路と目標にいくつかの起爆剤を設定する——

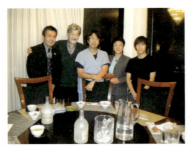

ある日の食事会
宇宙飛行士の若田光一さん（左から1番目）
向井千秋さん（元心臓外科医、右から2番目）
私（右から1番目）

　実習の最終日には、「日本とアメリカにおける心臓移植の違い」をテーマにしたプレゼンテーションを心臓外科チームに発表する機会をいただきました。これにより、単なる見学に留まらず、自分自身の知識をさらに深めることができました。

日本とアメリカの心臓移植の違い

　ここで少し日本の心臓移植の現状についてみていきたいと思います。私が海外臨床研修をおこなった2011年当時は、日本では心臓移植の実施件数が非常に限られており、2000年にはわずか3件、2008年でも11件しかおこなわれていませんでした。一方、アメリカでの心臓移植件数は年間2,000件以上おこなわれ、日本とアメリカでは心臓移植に大きな違いがありました。歴史的には1968年に日本で初めて心臓移植手術がおこなわれ、その後、1997年に臓器移植法が制定され、脳死下での臓器提供が法的に認められるようになりましたが、それでも心臓移植の件数は依然として少ないままでした。当時の状況をアメリカの心臓外科チームに向けてプレゼンしたときは、日本の心臓移植の現状に、彼らは非常に驚いていました。

法改正と技術の進歩で移植件数は増加へ

しかし 2010 年 7 月に改正臓器移植法が施行されたことで状況は変わり、この法改正により、生前に書面で臓器提供の意思を表示している場合に加え、本人の意思が不明な場合でも、家族の承諾があれば臓器提供が可能となりました。また、15 歳未満の脳死者からの臓器提供も認められるようになり、日本における脳死の臓器提供が大幅に増加しました。その結果、2019 年には心臓移植件数が 84 件（うち小児が 17 件）にまで増加しました。2020 年と 2021 年は新型コロナウイルス感染症の影響で、それぞれ 54 件、59 件に減少しましたが、2022 年には新型コロナウイルスの重症化率や致死率が低下したこともあり、再び 79 件にまで増加しています。

現在の日本における心臓移植の大多数は、Bridge to Transplant（BTT）として補助人工心臓（ventricular assist device：VAD）が装着されて、心臓を VAD でサポートしながら心臓移植を迎えます。以前は体外設置型の補助人工心臓である、国立循環器病センター型東洋紡社製（現ニプロ社製）VAD が主に使用されていましたが、2011 年 4 月からは比較的小型の連続流植込型 VAD が BTT として保険適用になりました。VAD 技術の進歩により、植込み型 VAD の装着後の生存率・成績は良く（3 年生存率 86％）、その結果として心臓移植を待つ間に VAD による補助を受ける期間が年々長くなっています。2022 年に心臓移植を受けた 79 件のうち、16 件が 4 年以上 5 年未満、34 件が 5 年以上 6 年未満、10 件が 6 年以上 7 年未満、そして 2 件が 7 年以上 VAD を装着していたという状況になります。

起爆スイッチは自分で計画的に押す

さまざまな手術の見学、そしてプレゼンテーションと、本当にエキサ

イティングな経験でした。心臓外科医を目指して、海外留学を目指して、死に物狂いで英語を勉強して、ようやくたどり着いた病院実習でした。たった1ヵ月という短い期間でしたが、そこで得られた経験や人間関係はかけがえのないもので、そこでの経験は今でも自分を突き動かしています。

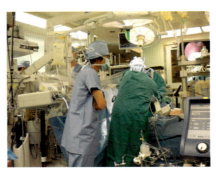

実習中の様子、手術室で見学

正直、私は周りに比べて特別優秀というわけではありません。暗記力や理解力、英語力も飛び抜けているわけでは決してなく、同期の初期研修医や研修会で出会った心臓外科医の中には、私よりも優れている人が多くいました。当時、自分の能力を振り返ると、少し背伸びをした目標を掲げていたことは確かですし、それに費やした時間や労力を考えれば、非常に大きな投資だったことも間違いありません。もしかすると、もっと友だちとの時間を大切にしたり、テニスを楽しんだり、病院実習に全力を注ぐなど、大学生・医学生として他の過ごし方があったかもしれません。また、英語力が高い人や、基礎医学をしっかりと勉強していた人であれば、もっとスムーズに目標を達成できたでしょう。

しかし、私が気づいたのは、自分の能力を客観的に見極めて、それに見合う目標設定をおこない、実直に努力することが重要だったということです。いきなり高すぎる目標を掲げても、それが現実的でなければ挫

折してしまう可能性があります。「努力だ、勉強だ、それが天才だ。誰よりも三倍、四倍、五倍勉強するもの、それが天才だ」という野口英世の名言は、私の座右の銘です。特別な才能がなくとも、努力を惜しまなければ高い目標も達成できます。そして、その努力を続けることで、自分の中に起爆スイッチがあることに気づきます。自分でそのスイッチを計画的に押し、気持ちを鼓舞して、自らの限界を引き上げていくことが、成功への近道なのです。

第2章
3

目標設定と自己投資
いざアメリカでの病院実習—人生の岐路と目標にいくつかの起爆剤を設定する—

0 留学準備 ―自分がコントロール可能なこと―
「情報収集」と「自己プロデュース」

　医学部を卒業し、医師として働く傍ら、本格的に海外留学を目指すこととなりました。

　まず留学にあたっては、①臨床留学か研究留学か、②留学するタイミング、③留学する国を設定する必要があります。私の場合は、①臨床で、②まず日本での十分な臨床力をつけて／学術業績を上げたタイミングで、③アメリカへ留学することを決めました。

　しかしこれらは自分でコントロールすることが難しい場合が多々あります。まず海外の医学部生と同じ立場で、つまり正規レジデントやフェローとしてのトレーニングを受けるために海外へ行く場合には、そこまで専門知識や技術は要らないので、日本での初期研修医レベルで留学を始めたとしても問題ないと思います。しかし、専門分野・診療科でのフェローとして海外で臨床留学する場合には、それ相当の知識や技術、資格も必要になってきます。海外の施設も、そのような人材を求めているからこそ、そのポジションをポストしているのです。そして自分自身がどれだけ準備OKだったとしても、受け入れ先のポジションがその時に空いていなかったり、自分が所属している日本の施設の都合や海外留学をOKしてくれるかどうかも考えなくてはいけません。留学するタイミングを遅らせたり、別の施設や国を候補に入れたり、あるいはそもそもの①の留学方法を変更しなければならない場合もあります。

実際の留学スケジュール

　日本で医師としてトレーニングを受けた後、海外留学を目指す場合の具体的なスケジュールをまとめてみました。

臨床

　まず初期研修では、医学全般について広く学び、その後、専門研修が始まります。留学を視野に入れる際、診療科のなかでも自分が希望する専門領域があるかもしれません。もちろん、その専門分野を極めたいからこそ、その分野で海外留学をするという考え方もありますが、将来どのような機会が訪れるかはわかりません。したがって、特定の領域に固執せず、可能な限り幅広いトレーニングを受けて、柔軟な姿勢で臨むことが大切です。

学術活動

　医学生や初期研修医には、特別枠（学生・研修医発表セッション）で発表をおこなう機会がしばしば設けられています。特に地方会や研究会などは、学会発表に慣れるための良い機会・ステップになります。年に2～3回は発表機会があるので、少しずつ経験を積みながら発表やプレゼンテーションのスキルを向上させ、実績を積み上げていきましょう。次に、国内外の学術総会での口演発表に挑戦することで、CVにさらに強い印象をもたせることができます。

　論文執筆に関しては、専門研修が始まったら、まずはケースレポートを1年に1本程度を目標にしてみてください。論文作成に慣れてきたら、臨床研究にも挑戦してみましょう。ただし、臨床研究には時間と労力がかかるため、無理に論文数を増やすのではなく、質の高い研究を目指して年に1本を目標にすることをお勧めします。

資格

　USMLEは、なるべく早い段階でそれぞれのSTEPを取得することが望ましいです。可能であれば、高得点で一発で合格することが理想なの

で、時間のある学生の間に受験しておくのがベストです。専門医資格に関しても、留学先で求められることがあるため、留学前に取得しておくと安心です。また、博士号（doctor of philosophy：PhD）についても特に米国では MD（medical degree）と PhD の両方を持っている人は少なく、時にアドバンテージになることがあるため、取得できる機会があれば考慮しましょう。

留学施設

　留学を希望する国や施設、そして専門領域に関する情報は、常にアンテナを張って収集しておくことが大切です。臨床経験が積み重なり、CV が充実してきた段階で、定期的に病院見学をおこない、タイミングを見計らって応募を進めましょう。応募の際には推薦状が必要となるため、依頼する上司や施設長と良好な関係を築いておくことが重要です。

　また、留学先が決定した後は、ビザの発行に時間がかかることがあります。どの種類のビザが必要か、その申請に必要な書類は何かを事前に確認し、早めに準備を進めましょう。さらに、USMLE 以外にも、外国での医師免許が必要になることがあります。特に米国では、各州ごとの医師免許が求められ、それに対応した書類や試験が必要になる場合があるため、事前に確認しておくことが大切です。

その他

　留学準備には英語力の向上が欠かせません。特にリスニング力は非常に重要で、相手の話を理解できなければ、物事は進みません。学生時代など、時間に余裕があるうちに積極的に英語学習に取り組みましょう。また、留学経験者との交流や関連するコミュニティに参加することも、留学に向けた良いステップとなります。

　さらに、働き始めて収入が得られるようになったら、留学資金の貯蓄を計画的に進めておくことも大切です。留学には何かとお金が必要になるので、経済的な準備もしておきましょう。

また、CV では論文や発表だけでなく、受賞歴も重要なアピールポイントになります。学内外での表彰やコンテストなどの機会があれば、積極的に応募し、チャレンジしてみてください。

　これらはあくまでも参考例ですが、留学準備の計画を立てる際に役立つ要素を網羅してみました。それぞれのステップを踏みながら、着実に準備を進めていきましょう。

　私も留学先がなかなか見つからない時期もありました。しかしそんなときでも焦らずどっしりと構えて、自分自身が今できること・コントロールできることに集中していくことが、留学の準備段階では必要です。そのような準備段階の中で重要なのは「情報収集」と「自分をどうやってプロデュースしていくか」ということになってきます。

	学生	初期研修 （卒後 1〜2 年目）	専門研修（初期） （卒後約 3〜5 年目）	専門研修（後期） （卒後約 6〜8 年目）
臨床		医学全般	専門科の基礎	自分が希望する 分野の専修
学術活動	学会発表： 学生発表	学会発表： 地方会、研究会	論文：ケースレポート（年 1 本） 学会発表：総会	論文：ケースレポート（年 1 本）、臨床論文（年 1 本） 学会発表：海外
資格	USMLE STEP 1/ STEP 2/STEP 3		専門医資格	より専門的な専門医資格 博士号
留学施設	海外臨床実習	病院見学・ 情報収集	病院見学・ 情報収集 推薦状	面接 ビザの取得 海外での医師免許の取得
その他	英語学習（リスニング・スピーキング） ネットワーキングとコミュニティへの参加	金銭的準備	懸賞	

99

1 留学準備 —自分がコントロール可能なこと—
情報収集：チームWADA

　まず「情報収集」についてです。私も海外留学の情報収集には非常に苦労しましたが、その中でNPO法人チームWADAの北原大翔先生との出会いが大きかったです。

　当時はインターネットや書籍から留学の情報収集をしていましたが、前章でも述べた通り、それらは数年前のご高名な先生の体験記がメインでした。そんな中、北原先生はアメリカでの臨床留学の経験をリアルタイムで（面白おかしく）ブログにアップしていました。当時留学を志していた私からすると、そのような情報発信は革新的で、とても印象的だったのを覚えています。留学している多くの人が、この先どうなるかわからない不安の中、しかも英語ノンネイティブであればかなりのストレスを抱えながら日々仕事をしています。自分のことで精いっぱいになってしまうであろう中、北原先生は常に前向きで、現場でのリアルを発信し続けていました。私も留学前には北原先生に相談したり、また留学後も情報交換をおこなう場としてチームWADAの存在があったからこそ、今を頑張れているのだと思います。

海外で働く医師のリアルを知る

　チームWADAは、シカゴ大学心臓外科の北原大翔先生が代表となり、海外からの情報発信をメインに、医療関係者、医学生の海外留学・就労の支援や海外で働く医師同士の交流の場を提供しています。さまざまな企業とコラボレーションするほか、学生メンバーも互いに情報交換・活

動をしています。また「チーム WADA【本物の外科医 YouTuber】」という YouTube チャンネルを開設しており、その登録者数も 27 万人まで増えてきています（2024 年 11 月現在）。当初は心臓外科の手術手技を解説するということで、私自身も冠動脈吻合の動画を北原先生と解説していました。現在では北原先生が心臓外科の領域だけではなく、医学全般の知識を解説したり、また海外で活躍する医療関係者にインタビューをするなど、海外留学を目指す学生や医療従事者にとって素晴らしいコンテンツを取り揃えています。

　また北原先生が編集された『留学医師 LIVE　世界に飛び出す未来が見える「働く国を自分で選ぶ」時代のロールモデル』（メジカルビュー社）は、海外留学や海外で働く医師たちの貴重な経験と情報を集めた一冊です。この本には、小児科、循環器内科、救急科、心臓外科、移植外科、脳神経外科など、さまざまな診療科で海外で活躍する医療者のリアルな声が収められており、それぞれの分野での挑戦や成功の秘訣を知ることができます。

　2017 年に創設された留学情報発信団体「チーム WADA」は、2019 年から YouTube プロジェクト「留学医師 LIVE」をスタートさせました。このプロジェクトでは、海外で活躍する医師たちに北原先生がインタビューをおこない、彼らがどのような経緯で留学を決意し、どのような目的を持って留学したのか、さらには留学を実現するためにどのようなステップを踏んだのかを詳しく紹介しています。総勢 100 名以上の医師たちのインタビューがおこなわれ、その中で得られた留学を生き抜くための Tips や具体的なアドバイスなども『留学医師 LIVE』の本にまとめられています。

　北原先生、そしてチーム WADA のコミュニティにすぐアクセスでき

るのは、これから留学を志す若者にとっては追い風になると思います。年齢やキャリア、診療科といった自分の状況に近しい人が、どのようにして海外留学を目指しているのかをリアルタイムで知ることができるので、ぜひフル活用してほしいです。

The University of Chicago Medical Center
心臓外科

北原大翔 KITAHARA Hiroto

"右手にメス、左手には YouTube を"

　米山先生と私は、生き方も価値観も医師としての倫理観も全く異なる人間ですが、2つ共通点があると勝手に思っています。一つはアメリカで働く心臓外科医というところ、そしてもう一つは誰かの笑顔のために活動しているところです。

　私は日本で心臓外科医としての研修を中途半端にした後にアメリカに渡り、現在はシカゴ大学で働いています。アメリカで日々起こっている日本では経験できないような出来事を、自分一人の思い出で終わらせるのは勿体無いと思い、ブログで情報発信を始めました。そこに大義はなく、暇だったからなんかやりたかったのです。そして、情報発信をするなら団体とかを作って正式な感じにしたほうがいいだろうということで、医療者の留学を支援する「チーム WADA」という団体を作りました。ちなみに団体名にある WADA ですが、団体設立前にシカゴ大学に見学に来た研修医の和田先生の名前から取ったもので特に深い意味はありません。その後、情報発信の主軸をブログから YouTube へと移し、心臓

外科医の手術手技を学ぶ動画や留学に関する情報の動画、本物の外科医がユニバに行く動画などを配信しています。米山先生が手術技術の向上と学術活動を両立させているように、私は手術とYouTubeを両立させようと試行錯誤しているのです。

　外科医にとって手術技術の向上は最も大事な要素だと思います。ところが、その技術の習得方法に確立されたものはなく、おのおのが我流でおこなっているのが現状です。特に海外で言語的に劣るわれわれ日本人の心臓外科医にとっては、手術室で見せる手術手技のみが認められる唯一のチャンスであるため、そういった技術をいつどんなところでも学べる環境の必要性を昔から常に感じていました。そんな時、たまたま冠動脈の手術技術を競う大会に出場した米山先生の動画を見ました。「機能的に優れているものは美しい」私は美術の世界に詳しくないのでこんな言葉は普段使わないのですが、私が米山先生の手技を誰かに紹介するとしたらまさにこの言葉を使うと思います。私が今まで見た冠動脈吻合で最も美しい動画でした。この動画を見てすぐに米山先生にコンタクトを取り、手技を映像作品として後世に残したいとYouTubeへの出演をお

願いしました。私のYouTubeチャンネルの中には、視聴者に好まれると思って作った動画と自分が作りたくて作った動画の2種類が混在しているのですが、米山先生の手術動画は私が初めて自分が作りたいと思って作った動画でした。動画内で淡々と自らの手技を解説している米山先生を見て、こういう人こそが真の小児心臓外科医になる人なんだなぁと思いました。今後も米山先生のもとでたくさんの子ども達の笑顔が救われることを願います。そして、米山先生は外科医として、私はYouTuberとして、たくさんの人を笑顔にできるようお互いに刺激をもらいながら切磋琢磨していけたらいいなと思っています。

写真は、米山先生の出演したYouTube動画の1コマです。

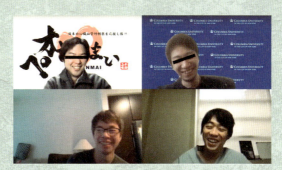

(左下：米山先生、右下：私、上：新進気鋭の小児心臓外科医たち)

2 留学準備 ―自分がコントロール可能なこと―
情報収集：病院見学

　「情報収集」の中には、インターネット、書籍、医局の先輩、教授、留学中の知人、学会や研究会、そして先ほどのチームWADA、などさまざまな方法がありますが、臨床留学については情報戦がすべてです。海外の病院のポジションは流動的なので、自分がもしその施設で、まずフェローとして働きたいのであれば、常にアンテナを張っていなくてはいけません。その中でも病院見学はパワフルで有効な手段と考えます。なぜならば、病院見学は、直接現場で、リアルタイムの情報収集と直接的な自己プロデュースを同時におこなうことができるからです。私の場合は、いざ留学を目指したものの、最初のうちは留学情報を持つ知り合いはほとんどいない状態でした。医学部を卒業して医師となった後は、主に夏休みなどの長期休暇を利用して、だいたい年一回のペースで海外の施設見学へ行きました。その中で情報収集と自己プロデュースをおこない、少しずつ知り合いを増やしていきました。

周囲との信頼関係を大切にしながら行動する

　まず見学する施設をどのように決めるかですが、私の場合は主に①心臓血管外科教授の知り合い、②学会でお会いした先生へ直接連絡、③以前病院見学でお世話になった先生の知り合いの先生の紹介（知り合いの知り合い）といった3つのパターンをとりました。ここで大事にしていたのは、②③といった、自分が所属している施設長（教授あるいは部長）が直接関係していない場合でも、常に単独行動はしない、つまり施設長

といったトップの先生を常に含めて話を進めるということでした。

これは当たり前といえばそうかもしれませんが、日々の日常業務や忙しさで、その意識は時に薄れてしまいます。特にメールのやり取りにおいては、最初の依頼メールやその後の数通のやり取りのメールには、常に教授やその病院見学に貢献していただいた先生のメールアドレスを必ずCCとして入れていました。前章の「上級医の信頼をいかに勝ち取るか」ということにもつながりますが、留学というのは決して個人での単独行動ではなく、多くの方々の協力のお陰で成り立つものであり、その施設長や上級医との信頼関係がしっかりと築かれていることが重要です。またこのCCメールでは、その先生方に自分の病院見学や留学の現状、さらには自分の将来のビジョンを逐一伝えるという目的があります。

私は病院見学を開始する直前に、その見学施設あるいは担当となる先生へ、メールで一報入れてもらうよう、教授や関連する先生に必ずお願いしていました。病院見学や研修を受け入れてくれた海外の病院や先生側からしてみても、どこの馬の骨ともわからない若者がいきなりやって来るのは少し不安です。また自分自身も「教授と共同でこの見学や研修をしているんです」といったアピールになります。積極的に虎の威を借りにいきましょう。これは非常に有効ですが、依頼する先生との信頼関係があるからこそであり、より良い関係にあれば素晴らしい紹介メールを事前に見学施設に送ってくれて、病院見学先で良いスタートダッシュを切ることができます。

病院見学、並びに留学といった大イベントは多くの人の協力で成り立っているものです。そのお世話になっている方々に感謝し、常にコミュニケーションをとり続けるという意識があれば自然とうまくいくものだと思います。

3 留学準備 —自分がコントロール可能なこと—
わたしの病院見学戦略
—兵は拙速を聞くも、未だ巧久しきを睹ざるなり—

　海外での病院見学（observership）というのは、施設や担当者によっていろいろな形をとります。一人の外科医をシャドーイング（一日中付いて回る）することもあれば、現地のフェローと一緒に行動したり、ただ手術室に放置されたりと、本当にさまざまです。ただ海外留学を目標とするのであれば、こちらのスタンスは変えず、その目的はやはり情報収集と自己プロデュースになります。さらにはそこでうまくコネクションを作り、将来自分の留学に役立てていくことができれば、と考えます。そこで私が心掛けていたのは「短期決戦」です。基本的には一施設での滞在期間は1〜3日、という比較的短期間と決めていました。つまり日本で1週間の休みをもらい、病院見学を1〜3日、前後移動日を1〜2日といった感じです。

『孫子』の兵法書に学ぶ短期決戦型病院見学

　この短期決戦は『孫子』の兵法書でもその考え方が出てきます。『孫子』は、約2500年前に中国で編纂された古典的な兵法書です。この時代、中国は春秋戦国時代と呼ばれ、多くの国家がしのぎを削り、戦争が絶え間なく繰り広げられていました。各国は勢力を競い合い、領土を拡大するために頻繁に軍事行動を起こしていました。軍隊を運用する際には、膨大な資源が必要とされます。例えば、軽戦車千台、重戦車千台、鎧で固めた兵士十万人を動員し、千里先に食糧を輸送するとなると、内外の出費が莫大になります。

ここで、孫子は戦争において「拙速」を重要視しました。つまり、戦術が多少未熟であっても、迅速に戦争を終わらせることが必要だと説いています。対照的に、「巧久」、すなわち完璧を目指して長期間戦うことが成功する例はほとんどないとも述べています。戦争が長引けば、たとえ勝利を収めたとしても、兵士たちは疲弊し、その士気も著しく低下します。さらに、城を長期間包囲することで戦力は消耗し、軍隊を長期間野外に留めておけば、国家の財政は大きな打撃を受けるでしょう。これが「兵は拙速を聞くも、未だ巧久しきを睹ざるなり（へいはせっそくをきくも、いまだこうひさしきをみざるなり）」の解釈になります。兵士が疲れ果て、士気が低下し、財政が枯渇すれば、その隙を見て諸侯が攻め込んでくる危険性が高まります。どれほどの智謀を誇る将軍であっても、こうした状況に陥れば、後始末をつけることは容易ではありません。

自身の良い印象を残せる期間で勝負する

この考えは、短期決戦型病院見学に応用できます。現実問題として、社会人・医師として働いていれば、連続して取れる休暇の期間は1週間程度で、必然的にそのぐらいの日程になってしまうかもしれません。しかし気持ちとしては「短期決戦」を忘れないようにしていました。短期決戦を心掛ける理由としては、見学して最初のほうは比較的周囲も相手にしてくれるのですが、基本的に皆さん働いており、その中で時間を割いてくれているため、徐々にお互いの関係が中だるみしてきてしまうからです。最初のフレッシュな、良い印象のまま見学を終了するのがお勧めです。そして、自分自身も慣れない海外で長い間気持ちが張りつめていると精神的にも肉体的にも疲れて、いわゆる「ボロ」が出てしまいます。最終的に相手に良い印象を与えるには、自分が最大瞬間風速を出せる期間で、勝負を仕掛けるべきだと思います。もし金銭的・社会的に余裕があり、その施設に長期間滞在できるとして、自分が精神的にも肉体

的にもエネルギーがあり、常にポジティブな印象を与え続けられるのであれば話は別です。最大瞬間風速をかなり長い時間維持することができる人もいるでしょう。

　人によって自身の持つ総エネルギー量は違い、私の場合はそれに割くことができるエネルギーがそこまで多くはないと自覚していました。時差ボケや睡眠不足といった肉体的制約、宿泊代・食費・移動費といった経済的制約、そして何より自分が常にエネルギッシュでいられるエネルギー残量に気を付けながら病院見学を進めていました。

　なので、いざ病院実習が始まれば、綿密にスケジュールを作成してその間は常に全力で臨みます。事前にその施設やお会いする先生の情報を収集しておいて、出会った先生方とそれについて話しあうのも一つの手です。またその施設の受け入れ状況だけでなく、そのお世話になった先生の知り合いの施設で受け入れ可能かといった、施設を超えてのリアルタイムの情報も収集します。

病院見学は複数の施設に目を向ける

　私がニューヨーク州の病院で4週間の見学の機会をいただいたときのことです。その施設の先生方のご厚意で、さらに他の二つの施設も見学する機会を得ることができました。当初の予定では、NewYork-Presbyterian/Columbia University の心臓血管外科で4週間の見学をおこなう予定でしたが、その施設の先生からは「たとえ一つの施設で4週間見学しても、フェローとしてのポジションを得るのは難しい」という率直なアドバイスをいただきました。その言葉を受けて、私は他の施設にも目を向けることにしました。現場の先生方のサポートのおかげで、急遽、NYU Langone Health と Mount Sinai Hospital の二つの施設と交渉して、追加で見学をおこなうことができました。これによって、同じ州でもそれぞれ異なった施設での雰囲気やシステムを直接体験するだけでなく、各

施設で自分を売り込み、またより多くの先生と知り合いになることがで
きます。この先生方との出会いは私にとって大きな財産となりました。
現在でもその先生方とは連絡を取り合い、情報交換やアドバイスをいた
だく関係を続けています。

　逆に、病院見学は自分の予定した通りにうまくいくとは限りません。
「あの時うまく対応できなかったな」「もっとアグレッシブに行くべきだ
ったな」「結局ポストを得ることができなかった」…と失敗や後悔を胸
にして終了する場合も多々あります。繰り返しになりますが、留学自体、
自分がコントロールできないことのほうがそもそも多いので、焦らずく
じけず、その時に全力で行動した自分をまずは褒めるべきだと思います。
そして何より大事なのが、その後のアフターケアです。病院見学で知り
合った先生方やそこで築いた人脈は、将来留学するにしろしないにしろ、
自分自身のかけがえのない財産になります。まず日本に帰国したら一報
を入れ、仕事の節目や実際に留学が決まった際にはその報告をすること
が、その方々に対する礼儀だと思います。

第2章

3

留学準備──自分がコントロール可能なこと──
わたしの病院見学戦略──兵は拙速を聞くも、未だ巧久しきを睹ざるなり──

111

4 留学準備 —自分がコントロール可能なこと— 「見せる」ことと、「見せられない」こと

　このような病院見学、そしてのちの海外留学でまず重要となるのが、履歴書（curriculum vitae：CV）の作成です。自分の職歴、所属学会、資格、受賞歴、そして論文・学会発表といった学術業績を含み、自分の名刺代わりになります。医師となり5〜6年目にもなると、学会発表や執筆論文、保有資格も増えていき、少しずつCVも見栄えが良くなってきます。まず留学を目指すにあたり、誰もがこのCVの見栄えを良くすることから始まります。ここではどれだけ学術活動に取り組んできたかが重要になってきます。具体的には多くの論文をfirst authorそしてco authorとして書き、多くの研究に携わっていることが、自分のCVをより深く厚くしていきます。

自己プロデュース能力を身に付ける

　ここで大事になるのが、右手と左手のバランス、つまり「臨床」と「研究」のバランスになります。留学のことを第一に考え、自分のCVの見栄えをよくしようとすると、論文を一本でも多く書こうと、論文執筆に時間を割きすぎてしまい、時には臨床がおろそかになってしまいます。論文というのは、書いてアクセプトされればされるだけ、自分のCVが華やかになっていくので嬉しくなり、この「見せる」ことに傾倒してしまいます。ただし、第1章での繰り返しになりますが、臨床医であるならば、利き手である右手の臨床をおろそかにすることは許されません。臨床医である以上、臨床ありきの研究なのです。

臨床留学の準備段階で、若手医師が臨床医として、そして外科医として自分の手術手技をアピールすることは非常に難しいと思います。例えば、今まで皮膚縫合を1,000件、血管吻合を100件おこない、また冠動脈吻合を5分で、心房中隔欠損症の大動脈遮断を5分でおこなう、それらは素晴らしい内容かもしれませんが、世界には自分と同じ年代でもっと症例経験数がある人は正直ごまんといます。さらには、手や指先の震えもなく、とてつもなく綺麗な血管吻合を、ものすごい短時間でできたとしても、その素晴らしい手術手技を証明することは、海外留学の準備の段階では残念ながら難しいです。つまり、どうやってバランスよく自分をプロデュースしていくかが重要になってきます。

いざ臨床留学が始まってしまうと、今まで見せることが出来なかったこと、つまり患者管理や手術手技といった臨床能力のほうが重要になってきます。クリニカルフェローを狙って、そしてそのポジションを勝ち得た以上、先方の病院が求めているのはあくまでもクリニカル（臨床）での働きであって、決して論文を書いてもらいたいわけではありません。厳しい競争社会のアメリカでは、クリニカルフェローとしてのできが悪ければ大した症例も与えられず、その噂はすぐに同業者内を駆け巡り、結果的に「干されて」しまいます。私の場合も、どれだけ論文を書くことができるのか、どれだけ学術活動ができるのか、ということは、アメリカに来た後はほぼ評価されていなかったと思います。どのような立場・条件やポジションで留学するかにもよりますが、私がここまで生き残ることができたのは、ひとえに日本で経験し習得した手術手技や臨床能力を評価されたからだと思います。

5 留学準備 ―自分がコントロール可能なこと―
「自分が何をしたいか」よりも「自分に何が求められているか」を重視したほうが、時にうまくいく

　こう言っては元も子もないかもしれませんが、右手も左手も動かして、臨床も学術活動も両方バランスよく頑張る、ということです。そして自分がコントロールできないことは気にせず、自分が今できることを続けていけば自然と道は拓けてくるのだと思います。

将来の自分の専門は

　例えば心臓血管外科は、成人心臓、大血管、末梢血管、そして小児心臓とその専門が分かれます。心臓血管外科医を目指した後、各々さまざまな理由でその専門を選択していきます。ただ、殊に小児心臓については、熱い想いをもって、もともと学生時代から小児心臓外科医を専門にしたくて心臓外科医になった、といったパターンが多いと思います。その一方、私は興味はあったものの、もとから小児心臓志望ではありませんでした。私が以前勤務していた筑波大学附属病院心臓血管外科の平松祐司教授の専門が小児心臓外科であったため、私も小児心臓領域に触れる機会が多かったのかもしれません。しかし私自身は「やるんだったら、おとなの心臓外科かな」といった感じで、当時は後述するChallengers' Live Demonstrationsといった成人心臓外科での冠動脈バイパス術に熱中しており、自分が将来、小児心臓外科を専門にするとはあまり考えていませんでした。そのころ私は大学附属病院だけでなく、地域の三次救急病院の心臓血管外科でも働いており、そこでは心筋梗塞に対する冠動脈バイパス術、腹部大動脈瘤に対する人工血管置換術、心臓弁膜症に対

する弁置換術といった予定手術だけでなく、急性疾患：急性大動脈解離や大動脈破裂といった成人心臓血管疾患に対する手術をおこなっていました。

自分が思っていた方向ではなくても結果的によかったと思えることもある

大学の附属病院に入局した若手の心臓外科医は、多くの場合は関連病院の中のひとつの施設で1～2年勤務し、その後また次の関連病院へと異動し、さまざまな施設でトレーニングをおこないます。年度末には教授や施設長と次の異動先を相談するのですが、私の場合はその次の施設に長野県立こども病院を打診されました。長野県立こども病院は日本の小児心臓外科・循環器科の黎明期を支えた有名な病院です。県立こども病院というのは小児単科（※基本的には患者がこども）で、小児科の知識が基本となります。当時私は成人疾患を扱っていましたが、大学病院勤務での小児心臓外科の経験があったのでそこまで抵抗はありませんでした。これもひとつの経験として、一年くらい小児心臓外科を研修して、その間に留学先を探そう、といった気持ちで、教授からの打診をOKしました。

海外留学先は基本的に成人心臓外科を探していましたが、当時からフェローのポジションは水物で、タイミング良くそのポジションが空いているわけではありません。多くの場合、翌年のフェローは決まっていて、そのフェローが1～2年勤務した後にポジションが空くかもしれない、といった状況です。そんな中、長野こども病院の先生の知り合いのそのまた知り合いがTexas Children's Hospitalの先生というつながりがあり、フェローのポジションがたまたま空いているという話がありました。当時私はとりあえず渡米したいという気持ちが強く、教授とも相談したうえで、Texas Children's Hospitalのインタビューを受けることになり

115

ました。

　実際、留学した後も「成人心臓外科志望だったけどなあ…」と考えることもあり、アメリカの成人心臓外科への施設の異動を考えたりもしました。しかし Texas Children's Hospital で常に全力で取り組んでいると、周りからも要望や期待が強くなり、それにきちんと応えたいと思い、自然と目の前のことに全力で打ち込んでいました。思い返してみると、長野県立こども病院への異動を OK としたそのときから、自分の人生は大きく変わったのだな、と思います。そんなことを以前、平松祐司教授と話していた際に、「米山な、おまえ、自分が何をしたいかよりも、自分に何を求められているかで動いたほうが、人生うまくいくときもあるんだよ」と言われました。今思い返してみると非常に感銘を受ける言葉でした。自分がもし成人心臓外科の道へ行っていたら、また違った人生があったかもしれませんが、小児心臓外科の道を選んだことにはまったく後悔してはおらず、むしろ自分の知識や技術をさらに向上できたと思います。

　今までの出会いや今の立場を考えると、いわゆる“うまくいっている”のかもしれません。

筑波大学心臓血管外科教授
筑波大学附属病院長・副学長

平松祐司 HIRAMATSU Yuji

"Footsteps"

　私が若い頃に薫陶を受けた当医局の初代教授である堀 原一先生が2013年に亡くなった折に、先生のMassachusetts General Hospital留学時の旧友で私のメンターでもあるPennsylvania大学LH Edmunds教授から先生の奥様に宛てられた手紙の一文である。

"He won many honors, but I believe in your husband's mind, his greatest contribution was the development of younger men to follow his footsteps. There is no greater honor."

　米山文弥先生の本著作の中に私のエピソードや思いがいくつか散りばめられているのを目にし、私が気づかぬうちに、堀先生に比べればだいぶ貧弱な私のfootstepsながらも、米山先生がそれを意識してくれていたことをとてもうれしく感じている。堀先生もそうだったのだと思うが、私も十数年前に医局を預かるようになってから、これをどう未来へ展開

していくのか、そのための配役はどうあるべきかと想いをめぐらしてきた。特に重要なのはキーパーソンの発掘とその育成である。

　幸か不幸か、日本の心臓外科は"やりがい"以外の魅力をほとんど持たないブラック企業として名を馳せている。それを承知のうえでわざわざ飛び込んでくるのだから、心臓外科を目指す若者たちというのはそもそも非常に献身的でノブレス・オブリージュのマインドに満ちている。とは言え、それでもその捨て身のマインドだけで皆が皆、文武両道のリーディングサージャンになれるかというと、それなりに厳しい淘汰のプロセスが存在し、アカデミアでイニシアティブをとれるレベルのキーパーソンが見出されるのは、せいぜい5年にひとり程度である。

　剣のみならずペンがなぜ外科医にとって大切かという理由は本著作のテーマとして読み進めていただくとして、特段の説明や教育をせずとも、研鑽ならぬ剣鑽のためにそれが欠かせないことを自ら見出すことのできる外科医だけが、真のリーディングサージャンとして生き残っていくのだと私は感じている。

　ペン、剣とともに、もうひとつ外科医に大切なのは心、すなわち人格、

社会性や志である。いつもニコニコしている必要はないが、心の中は明るく前向きでいてほしい。挨拶を欠かさず、礼節を重んじ、相手の身になって考える人であってほしい。夢を捨てず、結果を恐れず、成すべき仕事に全力で取り組んでくれるといい。そして命を預けていただけることに感謝の気持ちを忘れないこと。たったこれだけのことで道は大きく拓けるのだが、多様な若者たちを育てながら物足りないと感じるのは、ペンとともにこの心の部分であることが少なくない。しかしながら、この「若者らしく全力を尽くす」という姿勢が一旦身につくと、それはペンや剣に生命を吹き込み、チャンスは巡り、外科医としての力量も加速度的に高まる。

　体系立ててこうしたことを後進に教えてきたわけでもない私が言うのもおこがましいが、次世代のキーパーソンである米山先生には、ペンと剣と、そして心の大切さを、言葉もさることながらその生き様を通して後進に伝えていってほしい。本著作も彼の footsteps のひとつとして、きっと誰かに何かを伝えるだろう。

6 留学準備 —自分がコントロール可能なこと—
興味・関心の幅を広げ、自分の可能性を狭めない

小児心臓外科を選択しなかったというもうひとつの世界

　例えば成人の心臓外科医や、大動脈を対象とする大動脈外科医、あるいは末梢血管を専門とする血管外科医として働くことも十分に考えられました。心臓血管外科医としてのキャリアの初期段階では、さまざまなトレーニングを受けて最終的な専門分野を決定することが一般的です。実際、現在でも私は小児心臓外科だけでなく、成人の心臓に関する疾患、特に冠動脈疾患や弁膜症、血管疾患にも興味を持ち続けています。

　一部の外科医の中には、「小児心臓だけ」「成人心臓だけ」という専門分野に特化した考え方を持つ人もいるかもしれません。しかし、特に若手の時期には、幅広い疾患や病態に触れ、小児と成人、心臓と血管の両方に興味を持ち続けることが非常に重要だと考えます。これは心臓血管外科だけではなく、他の多くの診療科や領域についても当てはまることだと感じます。もちろん、特定の分野に集中し、その分野を早くに極めるのもよいと思います。その一方で、自分自身に多くの可能性を残し、将来の選択肢を広げる戦略も一つの考え方としてあり得ると思います。

さまざまな分野に興味を持つことが今に役立つ

　幅広いトレーニングを受けて、さまざまな分野に興味を持ち続けることで、その知識や技術が今の診療に役立つ、ということについて、私の経験からお話ししたいと思います。

　具体的には、成人先天性心疾患に関して、小児期に心臓手術を受けた

患者が成人となり、修復された心臓に再び何らかの問題が生じた際には、小児心臓外科の知識だけでなく、成人心臓外科や血管外科で得た知識や技術を総動員して手術に臨む必要があります。このような全般的な知識や技術を持っていることで、手術中には多くの選択肢が得られ、状況に応じて最適な対応が可能となります。さらに、手術後の集中治療室での管理においても、小児集中治療（pediatric intensive care unit：PICU）と成人の集中治療の管理やアプローチは大きく異なります。小児と成人の両方の心臓手術後の管理に関する知識と技術を持っていることで、手術後の患者を安全に管理することができます。このように、興味関心の幅を広く持ち続けること、そして総合的に患者を管理するという考え方は、第1章で述べた「内科学はすべての基本」という理念と深く通じるものがあります。

　最初にも述べた通り、留学に関しては自分でコントロールできることは結構限られており、決して自分の思い通りにならないことのほうが多いと思います。しかし、まず自分の可能性を狭めずに多くのことを勉強して関心を持ち続け、いざ勝負どころでは、自分が望む道、あるいは自分が与えられた道をただひたすら頑張って歩いていけば、いずれの道でも報われる日は来るのだと思います。

1 留学後 —いかにして生き残るか— いざ留学開始

　2020年、私はテキサス州ヒューストンのTexas Children's Hospital の Congenital Heart Surgery で Clinical Instructor として臨床留学を始めました。奇しくもそこは学生時代、海外臨床実習で訪れたヒューストンでした。Texas Children's Hospital は、U.S. News & World Report の小児心臓・心臓外科部門では毎年全米1位、年間の手術数もとてつもない数字をたたき出している全米屈指の病院です。

想像とはかけ離れた留学生活

　Texas Children's Hospital はテキサス州内にサテライト病院がいくつかありますが、本院はヒューストンの医療都市群（メディカルセンター）内にあり、特に心臓病患者を治療するハートセンターは、Legacy Tower という24階建ての病棟一つがすべて心臓病専門となっている建物の中に存在します。テキサス州内、アメリカ国内、ひいては海外からも心臓病に対する治療が必要な患者が搬送・紹介されてきます。心臓外科手術については、専用の手術室が4部屋あり、毎日何かしらの手術がおこなわれています。メインの心臓外科医は6～7人、私が渡米した当時はすでに clinical instructor（ほぼフェローと同義）が4人、外部の病院から2～3ヵ月のローテーションで回ってくる心臓外科のフェローが一人いました。なので私は6番手のフェローとして最初は参加しました。手術は基本的にはメインの心臓外科医と clinical instructor／フェロー、そして米国には診療看護師（nurse practitioner：NP/physician assistant：PA）という職種が存在し、彼らも手術に参加します。このように、執刀医のメインの外科医、フェロー、そして診療看護師の3人で手術をおこないます。手術をする対象患者は、体重3kg程度の新生児から、幼少期に心臓手術をして再手術が必要になった40～60歳の成人まで幅広いです。また、手術内容は、一般的な先天性心疾患に対する手術から、教科書でしか見たことのないような手術、また人工心臓植込み術、心臓移植、肺移植と多岐にわたります。

　それまで私が所属していた日本の施設では、心臓手術後の患者は心臓外科医が集中治療管理していました。そのため、一つの心臓手術が終わったらそのまま心臓外科医が術後管理を自分でおこない、また数日後に予定された手術をおこなうといったスケジュールで、だいたい週1～3件程度の心臓手術をおこなっていました。なので日本にいた際は毎日手術に入る機会もなく、難しい手術ともなると第一助手にすら入れないといった状況でした。その一方でアメリカでは、基本的には心臓手術後は集中治療医が術後管理をおこなうので（もちろん集中治療医とは逐一治療方針を相談したり、報告も受けます）、翌日も手術に入ることができます。「毎日こんなに手術を経験できるなんて、なんて素晴らしい環境なんだ！」と思っていました。そして私は日本でそれなりに手術をこなしてきたので技術的にもある程度は自信があり、それなりに手術に関連した論文も書いているし、一応英語の試験も合格しているし、そこそこ人当たりも良いし（？）、すぐに第一助手や執刀医として、どんどん手術に参加することができるだろうと考えていたのですが…甘い考えでした。当時の自分の実力不足、努力不足もあるかもしれませんが、見ず知らずの外国人にいきなり手術、第一助手はやらせてくれません。渡米して数ヵ月は第二助手として手術に参加（ほぼ見学）、時には手術自体にも入れない日々が続きました。自分がイメージした留学生活とはかけ離

れており、その期間は非常につらかったのを覚えています。

ほかの人と自分を差別化する方法を探す

そんな中でもめげず、特にベッドサイドの手術や、緊急手術といった、まずは他の人がやりたがらないことを一生懸命こなしていきました。そして基本的な手術に慣れてきたら、一晩中かかるような泥沼的手術にも積極的に参加しました（他の人はもちろん定時で終わるような手術に入りたがります）。また週に数日オンコールがあり、その日は病院にいる必要はないのですが、オンコールの日は家に帰らず病院に泊まり、何か連絡があった時はすぐにベッドサイドへ行き、直接看護師や集中治療医と話すといった、日本の心臓外科医としては当たり前のことをこなしました。結果、それらが「他のフェローとの差別化を図る」こととなり、何とか生き残っていけたのだと思います。

2 留学後 ―いかにして生き残るか―
小児心臓外科という世界の現実と特殊性

　このような私のふるまいや行動は、Texas Children's Hospital のような競争率の高い大病院だからこそ、そうせざるを得なかったのかもしれません。それと同時に、小児心臓外科が少し特殊な領域だということもご説明したいと思います。

　まず、①小児心臓病は診断と病態が複雑でバリエーションが多いため、②その理解には経験数と年月がかかるが、③手術自体が命に直結したクリティカルな手術（ちょっとした失敗が絶対に許されない）である一方、④手術自体がとても多いというわけではないので、⑤心臓外科医は若いうちに十分にトレーニングを積むことができない、という状況が生まれます。

日本で経験があったとしても海外では通用しない

　どの分野でも、もちろんある程度の域に達すれば専門性が高くなりますが、小児心臓手術で必要とされる知識の多さや技術のレベルは非常に高く、そう簡単にはマスターできません。つまり、一般的に小児心臓外科医は、一人前になるまでのトレーニング期間がとても長いのです。手術の難易度、外科医の経験によっても変わりますが、正直に言って、若手の小児心臓外科医はそう簡単には手術はさせてもらえません。心臓外科医だけでなく、多くの外科医が海外留学する理由は、「もっとたくさん手術をしたい」という思い、それに尽きると思います。もちろんそれを実現できる施設や領域もあるとは思いますが、日本では一施設当たりの小児心臓手術の症例数は限られており、その施設長や一番手の外科医

が難しい手術をおこない、なかなか若手の外科医がメインで手術をするという経験が得られない、という背景があります。

先にも述べた通り、小児心臓病領域は要求される知識と経験のレベルが非常に高く、比較的症例数の多いアメリカへ留学したところで状況は同じ（上記①〜⑤）なので、海外留学をした後はどんどん手術をさせてもらえる、というのは実際には夢物語だと思います。もちろんその人がとても知識や手術経験も豊富だったら話は別ですが、実際にこのタイミングで海外留学する外科医はそうではなく、少なくとも当時の私はそのレベルには達していませんでした。考えてみれば当たり前の話で、そんな見ず知らずの外国人（この場合は日本人）に小児の心臓手術なんてものを簡単にさせてくれる施設のほうが、怪しさを感じます。日本では古くから「手術は見て学べ」なんていわれますが、どの領域でも近道なんてなく、アメリカだからといってそう簡単に手術がたくさんできるようになる、というのは最初のうちは無理だと考えたほうがよいです。

手術ができない期間を有効活用する

手術ができなくてあきらめていたわけではありません。将来自分が独り立ち、あるいはメインの外科医として働く際に必要な知識、そして外科手技を早いうちにマスターしなければなりません。ただ私からしてみれば、小児心臓外科領域は、その手術手技もさることながら、その病態生理を理解することも大事だと考えています。技術的には後に述べる冠動脈吻合術のほうが、よっぽど難しいと思います。その一方で小児心臓領域は、より個々の患者の病態生理や解剖を理解し、それに適した手術を選択・実行し、そして手術後の血行動態を整える、この一連を担う医師こそ、小児心臓外科医だと考えています。石の上にも三年、といったところで、この長いトレーニングを覚悟しなければいけません。

行動を共にする上司はハイパーがお勧め

　このような長いトレーニング期間を耐えしのぐのは非常につらいですが、その期間は特に、常にトップを目指している、強い上昇志向を持つ上司と共に行動することをお勧めします。また、そうした上昇志向を持つ上司が集う施設や病院で働くことも意義があります。どのグループにも、いわゆる「ハイパー」な人物と「ハイポ」な人物がいますが、どうせならば「ハイパー」、すなわちエネルギッシュで周囲を引き付ける力を持つ人物と行動するべきです。エネルギーに満ち溢れた人物は、その存在自体が周囲に刺激を与え、より高いレベルでの学びと成長を促してくれます。

　例えば有名な先生や著名な施設においては、上級医の指導が厳しく、周囲との競争も熾烈であることが多く、思ったようなトレーニングが得られず、道半ばで挫折してしまうリスクも否めません。しかし、トップレベルの先生や施設には、それ相応の機会、人脈、設備が整っており、それらを最大限に活用することで得られるメリットは計り知れません。

　私が日本で勤務していた長野県立こども病院は、前述のとおり、日本の小児心臓外科および小児循環器科の黎明期を支えた病院であり、そこで働いていた先生方は極めて優秀で、その先生方の持つ求心力は計り知れないものでした。そして、現在私が所属している Texas Children's Hospital もまた、前述のようにフェローにとっては酷な環境ではありますが、高い志をもつ同僚や上司が集まり、レベルの高い施設とグループが形成されています。

　厳しい環境に身を置いているからこそ、数多くの貴重な経験やチャンスが得られます。留学してくじけそうになった時には、そのような施設で継続して働けているだけでも、すでに大きな成果を上げていると前向きに考え、待機期間も有効活用しましょう。

3 留学後 —いかにして生き残るか—
自分の武器を磨いて活かす —己を知り彼を知れば百戦殆うからず—

　過酷な領域、私の場合はアメリカの小児心臓外科という環境の中で、どうしたら自分が生き残ることができるかを考えなければなりません。そこで自分の強みをどうやって活かしていくか、が必要になってきます。私のような普通の人間が普通に留学しても、ネイティブのフェローに匹敵、ましてや勝つ（つまり生き残る）ことなどできません。彼らは英語ネイティブ、基本的に外交的、アメリカの医療システムをよく知っている、周りに知り合いが多い…彼らのもともと持っているアドバンテージを数え上げればきりがありません。アメリカ人からしてみれば私たちは外国人、そんな人にいきなり手術なんてさせはしません。そんな彼らとの差別化を図らなくてはいけません。誰もやりたくないような仕事・手術に入る、オンコールをまっとうするというのは、日本でトレーニングを受けていれば当然のことなのですが、それよりさらに一歩踏み込んだ、つまり自分自身の強み、自分の武器を磨いて生き残る必要があります。

自身の武器として何を手にするか

　『孫子』の兵法の中で「彼を知り己を知れば百戦殆うからず」（かれをしりおのれをしればひゃくせんあやうからず）という有名な一節があります。これは、敵と味方（自分）の両方の情勢をよく知ったうえで戦ったならば、何度戦っても敗れる可能性は少なく、戦う場合には自分と相手の両方の優劣長短をよく知ることが大切ということを意味します。しかしながら中国の現地では「己を知り彼を知れば百戦殆うからず」とい

うように、己と彼の位置が逆になっています。これは、**相手を知ることより自分自身を知ることのほうが難しく、また大切**だからこそこの順番になっているのだといわれています（『最高の戦略教科書孫子』守屋 淳著／日経 BP マーケティング）。己、つまり自分の強みを理解して、自分の何を武器にするかが重要になります。その強みは人それぞれだと思いますが、私の場合は「手術手技」「術後急性期管理・病態生理」「イラスト」「アカデミック（論文）」そして「安定さ」を自分の強み、武器として認識し、それを意識して毎日を過ごしていました。下記に具体的に列挙しますが、自分自身にあてはめて、何が武器となるか考えてみてください。

手術手技

- 毎朝病院で仕事を始める前に、かかさず縫合練習をして、手と指先を毎日の手術で安定させる（私の場合、日本で Challengers' Live Demonstrations のためにおこなっていた練習を継続し、その感覚をキープ）。
- 手術ビデオの復習や手術見学をして、それぞれの外科医の手術手順、組織や臓器の展開方法、くせを覚えて、完璧にコピーする。
- 日本人はそもそも器用な（印象がある）ので、技術的にはアドバンテージはあると思われる。

術後急性期管理・病態生理

- アメリカの外科医は、術後の集中治療管理を直接おこなわないが、日本では施設によっては心臓外科医が術後管理を直接おこなうので、日本での周術期管理を含めた臨床経験がかなりのアドバンテージになる。
- 好きな分野（私の場合であれば病態生理学）の知識や経験を日常臨

床に積極的に組み込み、自分の得意とするフィールドでディスカッションに持ち込む。

- 特に日本での心臓外科手術後の集中治療管理はかなり繊細なので、それらを披露する（"When I was in Japan…"）。ただその際は、決して上から押し付けるような言い方をしてはいけない。集中治療医との良好なコミュニケーションや信頼関係があってこそ口出しできるのであり、集中治療医の診療はリスペクトしなくてはいけない。

イラスト

- 自分が参加したすべての手術に関して、イラストを含めた手術記録・手術ノートを作成する。その手術ノートを執刀医やほかの外科医、集中治療医や小児科医と共有して、ディスカッションする。外科医ではない医師や医療者にとっては、手術の具体的な内容を理解するのは難しいので、イラストを使ってわかりやすく説明すると喜ばれる。
- イラストやシェーマを用いたほうが下手な英語よりも伝わりやすい。
- 論文や学会、ミーティングでもなるべく自分でイラストを作成して最大限活用する。

アカデミック（論文）

- 他の外科医と手術のディスカッションをする際、「この論文だと…」といった具合に、一つだけでも良いから論文を引用して議論する。緊急手術でなければ、自分が担当する手術についての論文を調べる時間は必ずあるはず。
- ディスカッションや勉強会では、なるべく自分が執筆した論文や研究内容を紹介する。

安定さ

- 感情の起伏を作らない、淡々と仕事をこなす。休まない。

私の場合、これらを自分の強みと認識して武器にし毎日手術室に向かいました。気が付いたかもしれませんが、最初の「手術手技」や「術後急性期管理」については、自分が日本で培ってきた臨床能力（右手）が活かされています。そして「アカデミック」と「イラスト」については、さまざまな学術活動を通して得られた能力（左手）であり、これら臨床活動と学術活動をバランス良くやっていたからこそ、いざという時の武器として戦っていけたのだと思います。これはあくまでも私の例であり、人によってはもっと素晴らしい別の強みを武器にして、もっと効率的に仕事ができるかもしれません。

武器×武器で独自の武器を作り上げる

　これら「手術手技」「術後急性期管理・病態生理」「イラスト」「アカデミック（論文）」といった要素は、それぞれを単体で強みとして磨き上げることも重要なのですが、さらにそれらを組み合わせることで、より強力な効果を発揮することができます。例えば、「術後急性期管理」と「アカデミック」を組み合わせることで、単に手術後の管理を自分の経験として語るだけでなく、最新の論文や過去の重要な論文を引用しながら自分の主張を補強することができます。これにより、自分の意見や説明の信頼性や説得力が大いに増します。

　また、「手術手技」と「イラスト」の組み合わせについては、手術記録を作成する中で、一緒に手術をおこなった外科医の癖や手順をすべて記憶・記録し、それをイラストとともに詳細に残すことで、その外科医とディスカッションする際に「Dr. ○○はここまで細かく観察しているのか」と感心されることも少なくありません。この組み合わせは、さらに自分の観察力と技術力を相手に印象付けると同時に、自分のそれを向上させる有力な手段となります。

さらに、看護師やレジデントに対して疾患や手術方法をレクチャーする際には、「病態生理」を外科医らしくないほど深く掘り下げて、わかりやすく説明することも効果的です（彼らはそこまで細かい手術方法の理解は必要としません）。その際、自分が描いた「イラスト」や、これまで執筆して発表した論文（「アカデミック」）を活用することで、彼らに対して強い印象を残すことができます。

このように、自分の得意な分野を組み合わせて、独自のアプローチを確立することが、他者との差別化につながります。私が考えるに、自分が持つ強みは3～4つ程度で、それほど多くはないかもしれません。しかし、これらを自由自在に組み合わせて活用することで、自分独自の武器の数が増えていきます。多くのスキルや知識を持つ必要はありませんが、自分が得意とする分野を意識して磨き上げ、それらを効果的に融合させることで、十分に戦っていくことができるのです。

仕事では周囲とのコミュニケーションが大切である一方で、精神的につらくなることも少なくありません。多くの場合、それは人間関係が原因だと思います。「2・6・2の法則」というのは、どの環境でも「全体の2割の人はあなたに好意を持ち、6割は特に何も感じておらず、残りの2割はあなたを嫌う」というものです。どんなに努力しても、この自分を嫌う2割の人は少なからず存在するものです。どの職場や環境でもうまくいかない人がいるのは当然ですので、あまり気にせず、あなたを好意的に見てくれる2割の人に意識を向けていけばよいと思います。

4 留学後 —いかにして生き残るか— 自分の武器の強化のため、苦労することはスペシャリストに任せる

強みや武器を磨き上げていくうえで、重要な補強材料となるのが、「自分ができることに集中し、自分がやるべきではないことや、難しいことは専門家に任せる、あるいはサポートを受ける」という考え方です。この方法を実践することで、精神的・時間的な余裕が生まれ、自分の強みをさらに伸ばすことができるとともに、本来の臨床医としての仕事に集中することができます。

事務作業はそれぞれの担当者に任せる

例えば、私が美術館を訪れる時は、特に初めて触れる内容や領域であれば、館内の音声ガイドを積極的に利用します。これによって展示の理解が深まり、その分野の知識を効率的に習得して、リラックスして作品を鑑賞することができるようになります。

そして医師として働く中で、この考え方は特に事務的な業務において効果を発揮します。例えば、アメリカでは税関係のタックスリターンや車関係の手続きについて、私は日本人の税理士やディーラーにすべてを任せています。やや難しい内容でも、家族を含めて日本語で対応してもらうことができるからです。アパートの備品や設備に不具合があれば、メンテナンスサービスに連絡し、修理を依頼します。また、移民ビザ関連の手続きで少しでも難渋したり、理解が難しい場合には、インターナショナルオフィスの担当者に連絡し、その対応を仰ぎます。さらに、ミーティングの日程調整や場所の手配、カンファレンスのホテルや航空券

の予約は秘書や診療看護師に任せています。パソコンやインターネット
サービスの不具合についても、IT担当者や詳しい人に対応をお願いし
ています。このような事務的作業は自分でやろうと思えばできるかもし
れませんが、私の本業は医師としての臨床活動です。そのため、事務作
業にかかる時間をできる限り減らし、本来の業務に集中できるシステム
を自分の中で構築する努力をしています。

日常診療もそれぞれの担当者に任せる

　日常の診療においても、この考え方は特にアメリカの外科医と集中治
療の関係においてよく見られます。かつて私が日本で勤務していた施設
では、心臓外科医が直接手術後の患者をICUで管理していました。そ
の一方でアメリカでは、集中治療医がかなりの権限と責任を持ってICU
で管理・治療をおこなっています。もちろん、手術後の患者に対して外
科医もフォローしますが、集中治療医を信頼し、彼らに管理を任せるこ
とで、外科医は本日の手術の振り返りや翌日の手術準備に専念すること
ができます。このように分業がしっかりと機能することで、外科医が手
術に集中できる環境が整っているのです。

　ここで重要なのは、医療チーム内でしっかりとした信頼関係が築かれ
ていることです。信頼関係があってこそ、各専門家がそれぞれの役割を
果たし、最良の医療を提供することが可能になります。

　特に「頑張り屋さん」は、自力で何事も成し遂げたいという気持ちに
なりがちですが、自分が不得意な分野やまったく知らない領域の仕事を
一から学び、取り組むのは、時間がかかりすぎるうえ、大きな成果も期
待できないことが多いです。実際に、成功している人たちは、さまざま
な分野の専門家・プロフェッショナルを上手に活用している印象があり
ます。これらの専門家に任せるというシステムを構築できれば、自分自

身の時間をより多く確保でき、さらにその道のプロに任せているという安心感から、精神的な負担も軽減されます。結果として、より自分の強みに集中し、それを磨き上げるための時間を作り出すことができるのです。

Texas Children's Hospital での clinical instructor としての３年間のトレーニングは非常に素晴らしいものでした。多くの症例を担当し、学会発表、論文執筆といった学術活動もすることができ、そして多くの素晴らしい同僚や上司にも恵まれて、知識、技術、そして精神的に向上することができました。さらに私はその後の進路、つまり別の施設への異動も視野に入れて３年目以降は働いていました。そんな中、当時の心臓外科のチーフの先生にスタッフとして残らないかとお話をいただき、その後 assistant professor として Texas Children's Hospital での勤務を継続することとなりました。

留学先はアメリカだけではありません。カナダ、オーストラリア、ヨーロッパ、アジア諸国など、これらの地域ですばらしいトレーニングを受け、第一線で活躍している医師は数多くいます。多くの国で英語試験（TOEFL、IELTS、OETなど）は必要になりますが、アメリカでは特に USMLE が求められ、その準備には多大な時間と労力が必要です。海外留学はアメリカだけでなく、さまざまな選択肢があることを念頭に置きましょう。

第2章
4

留学後―いかにして生き残るか―
自分の武器の強化のため、苦労することはスペシャリストに任せる

135

5 留学後 ―いかにして生き残るか―
新キャンパスで、ひとりで、心臓外科を立ち上げろ ―初期研修での教訓を活かす―

　Texas Children's Hospital は徐々にその規模を拡大していき、2024年には、テキサス州オースティンに新しい病院を開設しました。オースティンはテキサス州の州都であり、ここ数年で Apple、Google、Amazon、Oracle、Tesla といった世界的に有名な企業の移転や拡大により急激な成長を遂げています。そのような勢いのある都市オースティンで Texas Children's Hospital は新しい病院を建築し、ヒューストンに次ぐ心臓外科を立ち上げるプロジェクトが進行していました。チーフの先生からその立ち上げのメンバーにならないか、と話がありました。Texas Children's Hospital という大病院の心臓外科の立ち上げを任されるのは責任も大きく、もちろん不安もありましたが、それ以上にここまで私を育ててくれた Texas Children's Hospital への感謝の気持ちがとても大きく、とにかく貢献したいという一心で私は了承し、2024年2月にオースティンへ異動しました。雇われた心臓外科医は私を含めて2人で、そのもう一人の外科医が来るまでの数ヵ月間、私ひとりで現場のセットアップと手術を任されました。

新たな試練

　赴任直後、具体的におこなったことは、患者の受け入れや術前外来のシステムの構築、手術室の機材とその配置のセットアップ、手術用器具の確認、手術後の集中治療室までの患者受け渡しの流れの確認、緊急手術の対応方法の構築、ECMO のシミュレーション、手術後の患者のフ

ォローアップの方法の確認…など多岐にわたりました。出来立ての病院、心臓外科の立ち上げということもあり、セッティングすべきことが多く、毎日ミーティングとカンファレンス、そしてシミュレーションに追われました。

　これまでのクリニカルフェローとしての立場とは異なり、数段階レベルアップした議論や意見が求められるようになりました。その中でも特に、ミーティングやシミュレーションで責任ある立場として意見が求められる場では、より計画的に動き、事前準備を徹底することを強く意識していました。

現場をコントロールできるように準備する

　例えば、ミーティングにおいて議事やトピックが事前に提示されている場合、そのトピックに関する自分の意見や質問をあらかじめ考えておくことが可能です。また、自分が何か説明する立場にあるときは、資料を事前に作成しておいて画面共有し、視覚的な情報をオーディエンスに提供することで、内容をよりわかりやすく伝えることができます。自身が得意とする領域であれば、事前にさまざまな状況を想定し、徹底的に準備することができます。そしていざシミュレーションが始まったら、自分がその場を完全にコントロールできるようにしなければなりません。

発言は一言でも的確であればいい

　またミーティングでは、途中で、または最後のまとめとして、意見を求められることが多いです。その際は積極的に発言しますが、私が特に意識していたのは、必要以上に長く話すのではなく、要点を突いた一言を的確にコメントや質問として投げかけることです。ミーティング中に終始話し続けることが得意な人もいれば、私のように、少ない言葉で強い印象を残すことを目指すタイプがいて、このアプローチについては人それぞれだと思います。しかしながら、**普段は静かでも、突然鋭いコメ**

ントをする人は、とりわけその存在感が際立ち、強い印象を与えます。

　能力がある人、あるいは頭の回転が速い人は、ディスカッションの内容に対して即座にコメントを導き出し、発言することができるかもしれません。しかし私にはそのような能力はありません。そのため、あらかじめしっかりと準備をし、ディスカッションの内容を予測し、いくつかのコメントを事前に考えておくようにしています。実際のディスカッションが始まったら、準備した中から最も適切なコメントを選び、それをどのように効果的に発言するかを考えます。普段は控えめでも、的を射たコメントをすることで、周囲に「やるときはやる」という印象を与えることができます。これはまさしく、甲斐の戦国大名・武田信玄の軍旗に記されたとされる「風林火山」を体現したものと言えるでしょう。ですが私はまだその境地には達しておらず、今後もさらなるトレーニングが必要だと日々感じています。

　例えば、私が現在勤務している Texas Children's Hospital では、多くの心臓外科医や集中治療医が活躍していますが、その中でも特に印象的なのが、M先生の発言です。M先生はミーティングでのディスカッションをじっくりと聞き、途中で、あるいは最終的に口を開くのですが、その一言がまさに秀逸で、毎回核心を突いてきます。その一言が、手術の適応や患者管理の方針を大きく左右し、ひいては患者の今後の人生さえも変えてしまうのです。M先生のように、的確なタイミングで鋭い洞察を示すことができる人物は、周囲に強烈な印象を残し、その存在感は計り知れません。

初対面の人を覚え、信頼関係を築く " ワザ "

　また新しくチームを作成するにあたり、初対面の多くの人と、英語で一からコミュニケーションを築いていかなくてはなりませんでした。心臓外科の診療看護師、麻酔科医、臨床工学技士・人工心肺チーム、手術

室看護師、機械出し（surgical technician）、ECMO specialist、外来ス
ケジュールコーディネーター、小児循環器科医、集中治療医、新生児科
医、集中治療室・病棟・外来看護師、そしてその他の診療科の先生…。
その各部門には数人います。抜群のコミュニケーション力や名前をどん
どん覚えていってしまう暗記力があれば問題ありませんが、私の場合は
そうでもなく、名前を覚えるのがとっても苦手で、他の人にガツガツと
いくこともできず、次々と相手から挨拶されても、かたっぱしから名前
と顔を忘れていってしまいます。

　「さすがにこのままではまずい」と思い、赴任後最初の数週間はまず
は人間関係と人脈の構築に力を注ぎました。これは自分が初期研修中に
意識していた「上級医から信頼を勝ち取る」といった考えに通じてくる
と思います。具体的には①出会った人のリストを作成、そして②とても
こまめに連絡を徹底しました。出会って話した後、その人のことをイン
ターネットやSNSで調べて、「出会った人リスト」を作成していきまし
た。その人の名前、呼称、外見的特徴、第一印象、その人との出会いの
理由や話した内容、それらを簡条書きにしてメモしていきました。さら
にその人の連絡先：メールアドレス、携帯番号を何とかゲットして、こ
とあるたびに「なにか問題ある？」「今日はありがとう」といった、メ
ールを送りました。何か新しい情報が入ったら、メールあるいは直接オ
フィスに向かい、それらの人たちと直接話し合うように徹底しました。
特に開院当初ということもあるので、みんな非常に不安だったと思いま
す。そんな中で、どんな小さいことでも、まず1対1でのコミュニケー
ションを心掛けていた私に、みんなとても喜んで対応してくれました。

　アメリカでは特にコミュニケーションを上手に取り、良好な信頼関係
を築けるかがとても大事になってきます。最初は大変ですが、しっかり
とした信頼関係が築ければ、自然と周りが支えてくれるようになってき

ます。これは思い返してみれば、自分が初期研修中に意識していたこと；周囲から信頼を勝ち取り報連相をしっかりする、と同じことを新しい職場でもおこなっていたのです。

　そして多くの方々のサポートのもと、オースティンキャンパスでの初めての手術を、無事終えることができました。

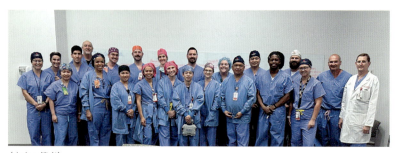
(中央：筆者)

Baylor College of Medicine
Texas Children's Hospital
心臓外科

米山文弥　YONEYAMA Fumiya

"A君との出会い"

　私が長野県立こども病院に赴任後1ヵ月のとき、とても大きな心臓手術がありました。それはKonno手術という手術で、心臓の左室からの血液の出口が狭くなる状態に対して、狭くなった大動脈弁とその周囲の心筋を取り除いて左室の出口を拡大し、人工の大動脈弁を移植するといった手術です。当時5歳であったA君は先天性大動脈弁狭窄症と診断され、Konno手術を受けました。

数年を経てアメリカの地で再会

　A君の手術は朝一番で始まりました。手術前には心臓外科医、小児循環器科医、麻酔科医、集中治療医、臨床工学技士、看護師…多くの職種を交えて幾度も戦略を練りました。無事に手術を終えて集中治療室に戻ってきた時は、すでに真夜中でした。Konno手術は大がかりな手術なので、A君の体（肝臓や腎臓といった臓器）と心臓にはとても大きな負担がかかっていたことから、手術を終えたその日から、厳重な集中

治療管理がおこなわれました。手術日また次の日も、病院に泊まって寝ずの番をしていたのを覚えています。数時間おきの血液検査・心臓超音波検査を確認しながら慎重に管理しました。全身状態も安定していたので、手術後4日で人工呼吸器管理を終了とし、その後も経過良好で退院となりました。

　その後、私は長野県立こども病院を後にし、2020年に渡米しTexas Children's Hospitalで働き始めました。

　一方、Konno手術を受け、退院したA君は、その後50万人に1人という「拘束型心筋症」と診断されました。拘束型心筋症は、心筋が硬くなり、心臓が適切に拡張できなくなる病気です。その結果、心臓は効率的に血液を送り出すことが難しくなります。この病気の治療方法には、心不全を管理するための薬物療法や、重症の場合には心臓移植が必要となることがあります。日本で心臓移植を受ける場合、その待機期間は数年に及び、その期間に命を落としてしまう可能性もあります。そしてA君とご家族は渡米移植を決意し、20xx年x月に渡米、奇しくも私の勤務するTexas Children's Hospitalで手術を受けることになりました。

私自身も、まさかアメリカという地で再会することになるとは思っても
いませんでした。

渡米後、補助人工心臓を経て心臓移植へ

　A君は私が勤務していたテキサス州ヒューストンの Texas Children's
Hospital に到着後、集中治療室に入院しましたが、心臓の状態は万全で
はありませんでした。アメリカでの心臓移植の待機期間は数ヵ月と日本
に比べて短いものの、臓器提供者がいつ現れるかは予測できず、その待
機期間中に状態が悪化する可能性もあります。そのため心臓移植の前に、
心臓のポンプ機能を機械的にサポートする装置；補助人工心臓を植込む
手術がおこなわれることがあり、これを「Bridge to Transplant」と呼
びます。この補助人工心臓は心臓移植までの架け橋となり、患者の全身
状態を維持・改善し、患者はより良い状態で心臓移植に臨むことができ
ます。A君も補助人工心臓の装着手術を受け、その状態は改善し、心
臓移植の準備が整いました。そして 20xx 年 x+8ヵ月、ついに心臓移植
のドナーが現れました。

補助人工心臓でサポートされていたＡ君の全身状態は良好で、特に体重はかなりの増加が見られました。しかし、これまでに日本での手術、そして渡米後の手術を含めると、今回の心臓移植手術はＡ君にとって3回目の手術となります。心臓手術は繰り返すごとに心臓やその周囲の組織が癒着し、それを慎重に剝離しなければならないため、手術の時間が大幅に延び、心臓移植では各チーム間の調整・タイムスケジュールが難しくなることがあります。Ａ君の場合も例外ではなく、最終的に手術時間は11時間に及びましたが、心臓の癒着を慎重に剝離し、補助人工心臓から人工心肺でのサポートに移行し、心臓を摘出して、新たな心臓を移植し、その心臓は無事に鼓動を再開しました。

　Ａ君の心臓手術後の経過は良好で、20xx年x+8+2ヵ月、無事日本に帰国しました。

心臓移植とタイムスケジュール

　心臓移植手術は、厳密なタイムスケジュールと各チームのコミュニケーションが求められる手術です。大きく「レシピエントチーム＝心臓を

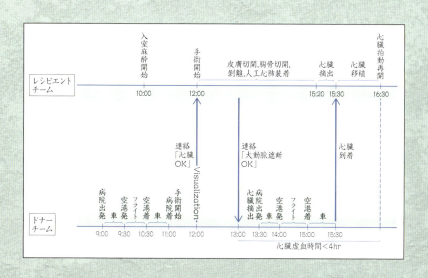

受け取り移植するチーム」と「ドナーチーム＝心臓を摘出するチーム」に分かれてその時間軸を考えます。その流れを以下にまとめました。自分の病院で心臓移植を待機している患者に適切なドナーの心臓が見つかり、そのドナーは飛行機で1時間離れた病院にいる、という設定です。

　仮にドナーの臓器摘出の手術が11時に開始するとします。この場合

ドナーチームは、まず9時に病院を出発し、車で30分かけて空港に到着します。空港到着後すぐに出発し、飛行機で1時間、その後ドナーのいる病院まで車で30分とすると、11時には目的地の病院に到着しそのまま手術を開始できます。心臓だけでなく、肺や腹部臓器などの他の臓器のドナーチームも同時に摘出手術に来る可能性があるため、ドナーの手術開始時間はほかのチームの予定にも左右されます。

ドナーの手術開始後30分から1時間には、ドナーの心臓を直接見て、外見的に問題がないことを確認します（Visualization）。心臓が移植に適していると判断できた場合、その情報をレシピエントチームに伝え、レシピエント側の手術が始まります。レシピエント手術は、皮膚切開、胸骨切開、剝離、人工心肺の装着、そして心臓の摘出へと進行します。レシピエント側で心臓摘出までの見通しが立ったら、ドナーチームに大動脈遮断し心臓を停止させ、摘出してもよいと連絡します。

そして仮に13時にドナーチームに連絡したとすると、ドナーチームは大動脈遮断をおこない心臓を停止させ、心臓を摘出し、13時30分には病院を出発します。帰路も同様のルートをたどり、15時30分にはレ

シピエント側の病院に到着します。この時点で、心臓はレシピエントチームに引き渡されます。レシピエントチームは、ドナーチームが到着する10分前には心臓を摘出して受け入れる準備を完了し、心臓が到着次第、心臓移植を開始します。到着後1時間ほどで心臓を移植し、16時30分にはレシピエントの体内で心臓が再び拍動を開始します。心臓の場合、虚血許容時間（レシピエントから心臓を摘出して、心臓が再拍動するまでの時間）は4時間以内に収めなければならないため、非常にタイトなスケジュールで進行します。

　しかし、すべてが予定通りに進むとは限りません。例えば、他の臓器のドナーチームの到着が遅れれば、ドナーの手術の開始時間が遅れる可能性があります。また、レシピエント側での剝離、予想以上に時間がかかれば、ドナーチームに大動脈遮断を待ってもらう必要が生じます。このように、ドナーとレシピエントの距離や交通状況、手術の進行具合といった多くの要素が絡み合い、全体のスケジュールが常に影響を受けます。すべてのプロセスをスムーズに進めるためには、両チーム間の緊密な連携が不可欠です。

補助循環と心臓移植を理解する重要性

　心臓移植は、手技的にはそれほど複雑ではありません。具体的には、左房、大動脈、肺動脈、下大静脈・上大静脈を吻合することで手術は完了します。しかし、心臓移植の本質的な難しさは、その技術的な側面だけでなく、周術期の総合的な患者管理にあります。内科的な管理はもちろん、移植の適応判断や免疫抑制剤の選択、術後の合併症の管理、さらには患者家族との信頼関係の構築も非常に重要です。また、患者の全身状態が不安定で心臓移植を待つ間には、補助人工心臓（VAD）などの補助循環装置を使用する場合があり、その管理が成功の鍵を握ります。補助循環装置を適切に管理するためには、心臓の病態生理や血行動態の深い理解が必要であり、これらの知識は心臓外科全般に応用できる重要なスキルです。

　心臓の主な役割は、全身の臓器に酸素化された血液を効率よく供給することです。通常、心臓のポンプ機能においては左室の機能が注目されますが（※患者が左室と右室の２心室を持っている場合）、心臓移植や

VADを導入する際には、左室だけでなく、右室や、右室と左室の間に
ある肺循環の役割も極めて重要です。心臓は移植されても、レシピエン
トの肺はそのまま残るため、肺の状態が悪ければ心臓移植後の心機能が
著しく低下するリスクがあります。たとえば、肺高血圧症の状態では、
心臓移植後に右室に過度の負担がかかり、心不全を引き起こす可能性が
あります。

　そのため、心臓移植前に左室補助人工心臓（LVAD）を装着すること
で、各臓器への血流を確保し、左室を減圧して肺循環への負担を軽減す
ることができます。肺循環の出口は左房・左室なので、LVADは単に
左室のポンプ機能を補うだけでなく、左房・左室を減圧することで、肺
をプロテクトするという重要な役割を果たします。しかし、LVADを
装着していても、右室や肺循環が適切に機能しなければ、LVAD自体
が十分に機能しなくなるリスクがあるため、右室の機能や肺循環の管理
が極めて重要です。右室をサポートするための補液や薬剤、また肺循環
を改善するための呼吸器管理や薬剤の調整などを考えるなど、総合的な
周術期管理が不可欠です。

このように、左室だけでなく、右室や肺循環のダイナミックな病態生理の理解は、特に小児循環器を専門とする医師にとって重要です。心臓移植や補助人工心臓の知識を学ぶことで、循環器系の全体像をより深く理解でき、日々の診療に役立てることができるでしょう。心臓移植や補助人工心臓に関する知識を一度でも学んでおくことで、臨床の視野が広がり、より質の高い診療が可能となります。

心臓外科医として患者と家族に寄り添う

小児心臓外科手術は、手術前のディスカッション、手術中の意思決定や1〜2 mmの縫合ラインの違い、そして手術後の管理がその子の未来を大きく左右します。手術の成功だけでなく、その後の長期的なフォローアップや再手術の可能性も見据え、患者とその家族に寄り添い続けることが求められます。A君との再会は、外科医としての責任の重さとやりがいを深く実感させるものでした。彼のこれまでの人生に寄り添い、支え続けることができたことに心から感謝しています。これからも多くの子どもたちの未来を守るために、全力を尽くしていきたいと思います。

第3章

手術とアート
—Artisan and Artist—

0 外科手技の向上
常に手技の練習をしやすい環境を整えておく —手術は手順—

　最後にこの第3章では、主に手技や手術、そして外科とアートとの関連性について考えていきたいと思います。第1章と第2章では、右手を臨床活動、左手を学術活動として捉えてそのバランスの重要性について述べてきました。本章では外科医として、右手のメスはまさしく手術をおこなうメス、そして左手の筆は、学術活動のための筆として捉えるだけではなく、手術をアートとして捉えた場合の筆として考えてみようと思います。

　手術において、左手と右手の役割は異なります。左手で組織を展開した後、右手で剥離や縫合をおこなうため、右手がメインとなることが多いです。ですが、右利きの外科医が左手を鍛えることは非常に重要です。私も右利きですが、学生時代から左手で講義のノートを取ったり、食事をしたりと、左手を鍛えるトレーニングを続けてきました。

1 常に手技の練習をしやすい環境を整えておく —手術は手順—
まず練習環境を整える
—日々の生活に運針を溶け込ませる—

　まず外科医の持つ右手のメス、つまり臨床能力は、臨床医として最優先されるものです。第1章・第2章で説明した学術活動や論文執筆はあくまでも補足的なことであり、臨床能力を向上させることこそ重要であるということを説いてきました。患者におこなう医療行為はトレーニングではなく、どんな状況でもそれは実践の場であり本番そのものです。その手術で患者の人生は大きく左右されます。なので、実際の手術以外で、どれだけ自分の外科手技を向上させるか；つまりどれだけ練習やシミュレーションをしているかが重要になります。

　私は、手術手技はスポーツと同じプロセスがある、と考えています。手術手技はスポーツと同じく、毎日の練習の成果が、本番つまり実際の手術で発揮されます。その姿勢は、研修医であっても、フェローであっても、そして心臓外科医になっても同じで、手技の練習というのは、外科医としての生活の中でかなりのウエイトを占めなければなりません。そして時にはハンズオントレーニングを含んだ研修会や勉強会に参加して、手術手技を学ぶこともあるでしょう。そこでは同世代の外科医との交流があり、周りのレベルを確認することができます。前章で説明したように自身の起爆剤となり、ある意味、練習試合とも捉えられます。そこで多くを学び取り、自分自身を鼓舞し、そして実際の手術のために、また毎日の練習に励みます。

引き出しに外科練習器具をセット

しかし日々の診療の中で、その練習に割ける時間は限られているので、スキマ時間を利用したり、うまく時間を見つけたり、そして効率化を求めなければいけません。「いざ練習しよう」と思ったとき、持針器や鑷子を出して、針と糸を探し出して、縫合するマテリアルをセットして…という過程を踏むのは時間のロスですし、準備している間に億劫になってしまいます。なので、職場でも自宅でも、まず数秒以内にアクセスができる手技の練習場所をセッティングしておくと良いです。

私の場合は、どこの病院に赴任しても、まず必ずデスクの引き出しの一つを外科練習用引き出しとしてカスタマイズしていました。そのセッティングには最初の数日をかけても良いと思います。特に後述するChallengers' Live Demonstrations という吻合大会に向けては、「1日1吻合」を毎日の課題として取り組み、毎朝出勤した直後に10分かけて1吻合し、その後は病棟に向かい患者のチェックと朝回診に参加していました。そうすると自分の手先指先がその日一日中敏感になり、手術でも指先が安定し、手もスムーズに動くようになります。

病院や手術室、医局に出入りしている医療機器メーカーや仲介業者と早めに良好な関係を築きましょう。彼らは医師にとって有益な情報をたくさん持っています。例えば、医療器具の購入相談（持針器や鑷子）、勉強会や研修会のセッティング（ハンズオントレーニング、ブタの心臓の用意）、講演会の情報などがあげられます。

2 具体的なトレーニング方法
常に手技の練習をしやすい環境を整えておく ―手術は手順―

　まず基礎練習では、針についている糸を2～3cm程度残して切ってしまい、針のみを使ったニードルワークをおこないます。針を刺して抜く場所は、布など練習用の素材なら何でもよいので、まずフォアハンドをひたすら数十回、そしてバックハンドも同じく数十回繰り返します。これはまるでテニスの素振りに似た練習で、特にバックハンドは意識しておこなう必要があります。というのも、人間の体は解剖学的にバックハンドが苦手な構造になっているのですが、手術中にバックハンドが求められる場面が少なからず存在するからです（特に、意外と深いところで）。その後の応用練習として、私は冠動脈吻合の練習を、心臓血管外科で使用する最も細い針糸である8-0を使っておこなっています。もちろん、専門分野によってトレーニング内容は異なり、例えば私が大動脈外科に熱中して学んでいたときは、深さ10～20cmの穴の中で人工血管を縫う練習をしていました。

感覚を体に覚え込ませるための練習法

さまざまなタイプに慣れる

　私が重要だと考えるのは、これらの練習をおこなうときはさまざまな持針器や針糸を使用することです。例えば、8-0の細い針糸を使う場合には、カストロ持針器という繊細な動きができる鉛筆を持つようなタイプの持針器を使用し、少し太い針糸（4-0、5-0）を使う際には、ヘガール持針器というハサミのようなタイプの持針器を使用します。特定の持針器や技術を繰り返し練習することも大事ですが、さまざまなタイプの

持針器や針の運針、手や指先の使い方を練習することで、自分の指先や掌にいろいろな刺激を与え、指先や手首・肘、体幹の使い方が全体的に洗練されていきます。時には新たな発見があり、最終的に技術が向上していると実感できます。そのため私は、白衣のポケットに手術器具を忍ばせ、時間があるときに運針の練習をして、持針器や鑷子の感覚を手や指先に覚え込ませていました。

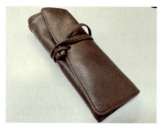 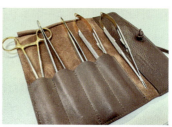

鑷子と持針器をペンケースに入れて持ち歩く

運針

　針を挿入する際や抜く際には、針の角度に細心の注意を払わなければいけません。例えば、心臓外科では弱弯（※円を 1 Circle = 360°とした場合の湾曲の割合で表現し、弱弯は 3/8 Circle = 135°）の針がよく使用されます。理想的には、針の挿入角度（刺入角度）は組織に対して 90°が望ましいですが（①）、その場合は手首をかなり大きくひねる必要があるので難しく、実際には 60°程度の刺入角度で針を組織に挿入することになります。そして弱弯針の中心角度は 135°なので、針の刺入角度は 67.5°になります（②）。ただし、深い視野で手や腕の可動範囲が制限される場合、運針が困難になることがあります。そういった際は、体の向きを変えたり、左手の鑷子で組織への刺入角度を調整・サポートすることで針を挿入しやすくすることができます。例えば、鑷子で組織を持ち上げて、水平に対して組織を 45°傾けると、組織に対する刺入角度は 67.5°のままですが、手首のひねりを 22.5°まで抑えることが可能です（③）。

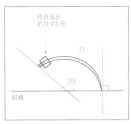
①理想的な刺入角度

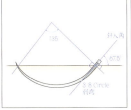
②弱弯での実際の刺入角度

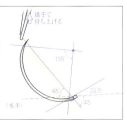
③鑷子でのサポート

　針を組織に挿入した後は、持針器を軸点として回転させるのではなく、針、持針器、手指、そして前腕全体を使って、**針の円の中心を軸点として石臼を回すように動かしながら針を進めることが重要**です（④）。これには、前腕の近位橈尺関節（車軸関節）での回内回外運動が利用されます。前腕の回内は、円回内筋、方形回内筋、橈側手根屈筋が関与し、回外は上腕二頭筋と回外筋によっておこなわれます。これらの筋肉が協力して、それぞれ90°程度の回内および回外が可能であり、合計180°の可動域が得られます。この範囲は弱弯針の135°の湾曲を十分にカバーできるため、この回内回外運動を使えばスムーズに運針することができます（⑤）。

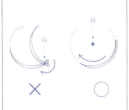
④針の円の中心を軸点とする

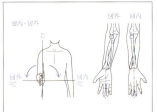
⑤回内と回外運動

　針を進める際には、手首や指先を柔軟に使い、針先で組織の感触を確かめながら進めることが大切です。無理に針を押し込むのではなく、石臼を回すように回内回外運動を意識し、針の湾曲に沿って自然に運針します（⑥）。また、針を組織から取り出す際もただ引き抜くのではなく、**針の湾曲に沿って引き出すことで、組織が裂けたり傷ついたりしない**ように注意します。さらに、糸を引き出す際は、刺出角度と同じ方向に糸

を引くことで、組織に対するダメージを最小限に抑えることが可能です（⑦）。糸を引く際に十分なスペースがない場合は、左手の鑷子を滑車のように利用し、刺出角度や糸の張り具合を調整することで、組織を裂かずに運針をスムーズにおこなうことができます（⑧）。

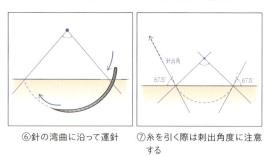

⑥針の湾曲に沿って運針　⑦糸を引く際は刺出角度に注意する

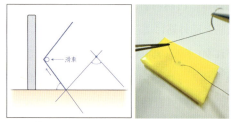

⑧スペースがない場合は鑷子で滑車を作る

このように、針の操作だけでも外科手技には多くの工夫と技術が求められます。運針や針糸の操作における技術や理解を深めることで、より精密で効果的な手術が可能となり、外科医としての腕をさらに高めることができます。

結紮

糸をどれだけ早く結ぶことができるのかということは、実際の手術にはあまり必要なく、いかにスムーズに、美しく、そして最も重要なのは、組織を傷つけずに結紮することです。だからといって結紮をゆるくしてしまうと、血管であれば血管吻合した縫い目がゆるくなってしまい出血してしまいます。運針の際にも述べたように、組織の感覚を感じながら針を進めたり糸を結紮することが重要です。この感覚は、実践を通じて

しか身に付けることができません。教科書や動画だけでは得られないものです。しかし、トレーニングでも、常に実際の組織を想定して優しく結紮し、「組織と対話している」という意識を忘れずに練習することで、大きな成果を得られます。

　ただし、針や糸は消耗品で高価なものなので、針糸はできるだけ再利用するように心がけます。具体的には、針と糸を使用した吻合が終わったら、その糸を鑷子を使って解きほぐします（これもトレーニングになります）。針糸にはくるくるっといったクセがついてしまっていますが、それをピンと張ってテープか何かで留めて一日も経てば、次の日にはまたある程度まっすぐな糸として再利用できます。運針だけを練習するのであれば、先ほど述べた基礎練習のように、針だけでも十分に練習できます。糸については、手術用である必要もありません。私は縫製糸を大量に購入し、それを使用して練習しました。ここでも、糸の太さは細いものから太いものまで、いろいろなタイプで練習をするとよいです。

自分の器具を持つ

　鑷子や持針器については妥協をせず、実際の手術で使用するものを医療器具メーカーより購入していました。たとえ研修医や若手医師相手でも、一人の外科医として対応してくれますので安心してお願いしましょう。必要であればデモ器具を1週間程度お借りして、その感覚がしっくりとくるようであれば購入を検討します。かなり高価なものにはなりますが、ちゃんとお給料をためて購入した自分自身の手術器具を手にすると、かなりやる気が出ます。将来の自分への投資と考えて、そこは妥協せずに、せっかくなのでよい器具を選びましょう。

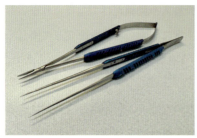

初期研修中に購入した持針器と鑷子
BONIMED
持針器：451-613-18
鑷子：451-610-42

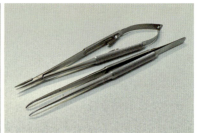

卒後3年目で購入した持針器と鑷子
SCANLAN
持針器：6006-82
鑷子：4004-261

自身の手技を定期的に評価する

　そして時には客観的な評価・フィードバックが必要です。研修会やハンズオントレーニングに参加できればそれも一つの方法ですが、なかなかまとまった時間が取れないのも事実です。自分自身で自分の手技をなるべく客観的に評価するために、私は定期的に自分の吻合や手技をスマートフォンのビデオで撮影し、1週間前の吻合や手技と見比べて、針の入れ方や抜き方、吻合の綺麗さ、吻合時間などがどのように変化しているかを確認していました。可能であれば、それを上司に見てもらって、フィードバックをもらうのも良いかもしれません。

　まずは自分のための練習環境を整えることから始めましょう。あとは練習あるのみです。

手術で使用する鑷子や持針器は、手術序盤では先端に近い部分を把持し、慣れてきたら少しずつ遠くを持つようにすると良いです。初めは短く持つことでコントロールがしやすくなります（野球の初心者がバットを短く持ってヒットを狙うような感覚です）。さらに、鑷子の隙間に指の肉を軽く挟むことで、先端の震えを軽減することもできます。

3 外科医が外科医である理由、職人らしく生きる

常に手技の練習をしやすい環境を整えておく ―手術は手順―

　なぜここまで、そしてこれからも手術手技の重要性を強調するのかというと、外科医にとって手術手技は生命線であり、外科医としての存在理由そのものだからです。

　日常臨床や集中治療の楽しさ、そしてそれを支える論文作成の必要性についてはこれまで何度も述べてきました。しかし外科医としての真の価値は、卓越した技術によってこそ証明されるものだと考えています。もちろん、多様な術式を知っていること、適切な手術適応の判断ができること、多くの論文を執筆していること、論文を批判的に読めること、周術期における病態生理の理解が深いこと、これらを兼ね揃えていれば、きっと素晴らしい外科医になり得ると思います。しかし、確かな手術技術がなければ理想の手術を実現するのは難しく、先ほど述べた手術以外の事柄は、極論をいうと、外科医でなくてもできることばかりです。もし本当に集中治療が楽しいのであれば、集中治療医としての道を選ぶべきですし、循環動態に興味があれば、循環器内科医になるのも選択肢の一つだと思います。しかし、外科医としての道を歩むならば、その理想の手術を実現することができる技術こそがその根幹であり、それを磨き続けることが不可欠です。

外科医は職人であるべき

　専門的な技術に対する真摯な姿勢や、手術を完遂することが一つの作品を仕上げることに似ているという観点から、私は外科医には職人のよ

うな心構えが必要だと強く感じています。職人は英語で「Artist」または、技術的な意味合いを強調する場合には「Artisan」と呼ばれます。この後に述べる「外科医のためのアート理論」の項とも関連しますが、陶芸家、彫刻師、刀鍛冶職人、蒔絵師、大工、寿司職人など、彼らは物理的な作品や製品を生み出し、そこに美的価値（形態美）や機能性（機能美）を追求します。職人には、精密さと正確さが求められ、長年の訓練と経験を通じて高い技術を習得します。彼らも外科医と同じく、手作業を主体として、細かな動作や精巧な技術を駆使して作品を作り上げます。

このような作業工程の内容やこだわりは、一般の人々には理解されないことが多いですが、完成された作品は熟練した職人の厳しい目によってOKが出されたものであり、そのクオリティが保証されたものだけが世に送り出されます。これと同様に、外科医もまた、手術という形で生命にかかわる作品を作り上げ、自己の技術に対する厳しい評価を通じて完成度を追求するのです。

筑波大学附属病院の心臓血管外科教授である平松祐司先生の論文『外科医のこだわりと生きざま』において、平松教授は次のように述べています。

"どの創作の世界でも、機能に優れるものは美しいものであり、小児心臓外科医がより良い機能を探究し創り上げていく手術も例外ではない。しかし、われわれの仕事の場合、患者や家族はその機能の改善は感じても、美しさを理解するにはおそらく及ばない。すなわち、われわれ外科医の勝負の相手は、目の肥えた小児循環器科医や内科医であり、そのプロの眼鏡にかなう、あるいは想定の上を行くアウトカムを示してこそ、外科医としての面目躍如であろう。さらに言えば、準備段階や外科医の一挙手一投足を知らない内科医には、それがどれほど緻密に準備された工程から生まれたものかを理解することは難しいかもしれない。とすれ

ば、丹精込められた機能美であるか否かは、こだわりを持って創り上げた術者のみが謙虚かつ誠実に評価すべきものであり、自分自身にごまかしは利かない。"（平松祐司．外科医のこだわりと生きざま．日本小児循環器学会雑誌．2021; 37（4）: 337-339.）

　この文章はまさに、外科医が職人のように自己の技術を磨き上げ、緻密な準備を経て、美しい手術という作品を作り上げるべきであることを示しています。それは他者の評価に依存せず、最終的には自分自身が納得できるまで突き詰めるべきであるという、職人気質とも言える心構えを説いていると私は解釈しています。

　外科医が職人のような姿勢で手術に臨むことで、ただ機能を改善するだけでなく、手術そのものが一つの芸術作品としての価値を持ちます。患者や家族がそれを理解できるかどうかにかかわらず、医師、そしてプロフェッショナルとして自らの技術に誇りを持ち、常に最高の結果を求める姿勢が重要なのです。このように、外科医としての生き方は、職人の美学と深く通じるものがあり、その技術と精神が患者の命を守るために不可欠であると信じています。

常に手技の練習をしやすい環境を整えておく —手術は手順—

4 手術は手順
—技術のその先に—

手術は手順？

　縫合練習や手術技術の向上に明け暮れるなかで、私が心臓外科領域で初めておこなった手術は、心囊液貯留に対する心囊ドレナージ術でした。心囊液貯留とは、心囊膜と心臓の間に心囊液が余分に溜まってしまう病気ですが、時にその心囊液は心臓を圧迫してしまいます。心囊ドレナージ術はその心囊液を取り除く方法で、胸骨の下端から心囊にアクセスし、そのスペースに溜まった心囊液を排出します。

　これは私の心臓外科医として初めての手術だったので、事前に多くのことを予習しました。心囊液貯留による循環動態への影響、心臓や心臓周囲の解剖：特に心囊膜や筋肉、胸骨や肋骨の解剖について予習しました。皮膚、皮下組織、胸骨、剣状突起、心膜といった解剖もきちんと頭に入れておき、前日寝る前に吻合練習を1時間おこないました。そして手術当日、一緒に手術をする先生に「おい、米山、大丈夫か？」と聞かれ、「はい、縫合練習も毎日ちゃんとやってるし、解剖も完璧に頭に入っています！」と元気よく返事をしました。すると、その先生はこう言いました。

　「違うんだよなー、大事なのは手順なんだよ、手順」

　手術は無事に終了しましたが、当時の私にはその真意がまだよく理解できていませんでした。しっかりとした解剖の知識と、それを操作する

技術があれば手術なんてできるじゃないか、と。しかし自分で手術をやるようになってから、その先生が「手順を大事にしろ」と言った理由がよくわかってきました。

　基本的な手術手技や解剖の知識もさることながら、手術の手順、ひいては手術全体の流れを理解することが重要だということです。それら一つひとつの手順・ステップはただその順番を覚えるというだけではなく、その前後での流れを頭で理解する必要があります。つまり、手術というのはただ技術的に手でするだけではなく、理論的に頭でするものという、これまでよりもさらに上の、次のステージへと移っていきます。

まずは作法に則る

　若い外科医は、初めのうちは必ず上級医（指導医）と一緒に手術をおこないます。若い外科医には十分な手術経験がないため、まずは上級医の手術手順を「まねる」ことから始めます。ある程度の違いは許されるかもしれませんが、基本的には上級医の方法や手順、いわば「お作法」に従って手術を完遂する必要があります。私もこれまで多くの指導医から手術を教えていただきましたが、基本的にはその先生方のお作法に従いました。特に歴史の長い施設や病院の先生方は、外科の世界でいう「しきたり」や決まった手順に非常に厳格であるという印象を受けます。これはおそらく、手術のやり方を統一することで、若い医師が入れ替わる中でも手術のクオリティを維持するという考え方から来ているのでしょう。

　手術は、「これをやったら次はあれをやる、それをやったらその次は…」といった一連の手順で構成されています。特に、完成された手術手順では、各ステップの所作や動作には次のステップを円滑に進めるための因果関係が必ず存在し、その連鎖で手術が進行していきます。若い外

科医にとって、まずは上級医の手術の型を「まねる」ことが手術をマスターする近道であり、その型を自分のものに落とし込むことが最終的な目標です。

"レジェンド"の手技は脈々と受け継がれる

　例えば、私が以前所属していた長野県立こども病院の心臓外科では、指導医は東京女子医科大学出身の先生でした。東京女子医科大学の心臓血管外科は、日本で初めて心臓手術を成功させた歴史ある病院です。私はそこで女子医科大学の心臓手術の「やり方」「手順の重要性」を徹底的に学びました。また、当時の私の上司たちは、Dr. Thomas L. SprayやDr. Roger Meeといった、小児心臓外科の世界的レジェンドたちから指導を受けており、その系譜は受け継がれ、手術のやり方や考え方には彼らレジェンドの影響が色濃く残されていました。さらに、現在私が所属している Texas Children's Hospital でも、土台を築いた Dr. Charles Fraser Jr. の考え方が、今でもすべての外科医、医師、医療者に受け継がれており、その影響力の大きさを感じます。

　特に手術の流れや細かい手順は、先述したように、多くの先人たちの経験の積み重ねによって形成されています。過去のレジェンドたちの手術の流れが脈々と受け継がれているのには、それだけの理由があります。時には、受け継いだ先生独自のやり方に進化し、レジェンドたちの面影が見えにくくなることもありますが、良い成績を収めているということは、その伝統・歴史・作法を受け継いでいる証拠であるといえます。重要なのは、考える前にまず「まねる」ことで、その型を完璧にすることが、手術をマスターする近道であると言えます。

アートも手術も歴史を紐解くと真意が見えてくる

　この考え方は、後に説明する美術史の流れにも似ています。例えば、

20世紀以降の現代美術には、「果たしてこれがアートなのか？」と疑問を感じる作品が多く見られます。しかし、それらのアートも美術史の流れの中で脈々と受け継がれてきた歴史や伝統、構図や描き方、考え方を踏まえたうえでの表現です。「果たしてこれがアートなのか？」と見えるものでも、その背後には深い系譜が存在します。

　例えば、パブロ・ピカソの有名な絵画や、マルセル・デュシャンの『泉』（1917年）といった作品がそれにあたります。「泉」は、レディ・メイド（デュシャンが考案した作品概念で、「既製品」の意）の芸術作品として、男性用小便器を横に倒し"R.Mutt"と署名し、『Fountain（噴水／泉）』というタイトルを付けただけの作品です。また、アンディ・ウォーホルの『キャンベル缶』（1968年）や、ジョセフ・コスースの『ひとつのそして3つの椅子』（1965年）も、単にスープの缶の絵を並べたり、椅子を展示したりするだけのように見えますが、これらもまた、美術史の系譜の上に成り立っているのです。これらの作品は、一見すると何がアートなのか理解しがたいかもしれませんが、その背景には深い美術の歴史と伝統があり、その流れを受け継いでいるからこそ名作と呼ばれ、美術作品として受け継がれています。

　心臓手術においても、手術手順の真意が理解しがたいこともありますが、それらはすべて過去の経験とレジェンドたちから始まった手術の流れや考え方に基づいていて、時間があるときに熟考すると、その真意が見えてきます。

　例えば、心臓手術において大動脈遮断する前に、開胸器やその周囲を濡れたガーゼで丁寧に拭きます。初めて見たときには、ただ表面の汚れをとって綺麗にしているだけのように感じ、執刀医と助手が談笑しながらおこなうこの作業が何の意味を持つのか疑問でした。何なら早く次のステップにいかないのか、とも思っていました。しかし、大動脈遮断を

するということは、そのあとに心臓を開き内部を修復していくということです。その際に周囲に付着している血の塊を絶対に心臓内部に入り込ませてはいけません。そして心臓手術では大動脈を遮断して心臓の拍動を止められる時間（心停止時間）が限られているので、その限られた時間内に、心臓内部の修復を迅速かつ正確におこなわなければなりません。このガーゼで拭いている時間は、心臓を止める前の最後の準備時間であり、手術手順や助手との役割分担を再確認する貴重な瞬間です。はじめはこの作業の意図がわかりませんでしたが、実際にはただの流れ作業ではなく、長年にわたり伝承されてきた重要な手術前の「作法」であり、成功の鍵を握るステップであると理解するようになりました。

手術の手順は論理的に成り立っている

さて、話を心臓手術に戻します。心臓手術は非常にシンプルで、流れは明確です。簡潔に表現すれば、「人工心肺装置により心臓の循環をサポートし、必要に応じて心停止をおこない、心臓を修復した後に人工心肺から離脱する」といったプロセスに集約されます。この「心臓の修復」という工程では、心臓内部の弁、心臓の機能、心臓への血流の出入り口、そして心臓に接続する血管のいずれかに解剖学的な異常が生じている場合、その異常を修正します。これにより血液の流れが改善され、全身に酸素化された質の良い血液が供給されるようになります。この説明を聞くと、第1章で述べた、心臓手術がシンプルかつ論理的な手順で成り立っていることが理解できるでしょう。

具体的な手順としては、まず患者を仰向けに寝かせた状態で全身麻酔をおこない、消毒した後、胸部の皮膚を切開します。次に、心臓の前面にある胸骨を切開して心臓にアクセスします。この時点で、全身の血液が固まらないように抗凝固薬（ヘパリン）を投与し、多くの場合は上行

大動脈に送血カニューラ、上大静脈および下大静脈に脱血カニューラを挿入します。これらのカニューラを人工心肺装置に接続し、心肺バイパスを開始します。これにより、上大静脈と下大静脈から心臓に戻る血液を人工心肺装置が回収し、酸素化した血液を再び上行大動脈を通じて全身へ供給します。結果として、心臓内の血液量はほぼゼロになり、手術を容易におこなえる状態が整います。心臓内部を修復する際には、心臓を完全に停止（心停止）させる必要があります。そのため、心筋保護液を注入して心臓を停止させ、その間に内部の修復作業をおこないます。そして心拍動を再開させ、徐々に人工心肺装置から離脱させ、最終的に胸骨と皮膚を縫合して手術を終了します。

手術のステップ・手順を書き出しリスト化する

私は、自分がかかわった手術のステップや手順を、それぞれ執刀医ごとに Excel ファイルでまとめていました。

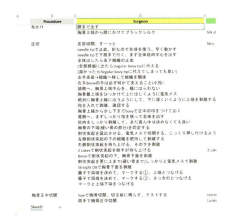

執刀医ごとにまとめられた手術の手順

私が所属していたある施設での心臓手術では、皮膚を切開して胸骨を露出する、という心臓手術の前半中の前半の過程だけでも 26 個のステップがありました。執刀医は何に気を付けてその動作をしているか、そ

のときに助手は右手と左手にどの器具を持ってどちらの方向に牽引しているのか、そしてその状況のときに全体で何がおこなわれているのか…非常に細かいですが、外科医はそれらが常に頭に入っていて、最終的にはほぼ自動的におこなうことができます。それぞれの手順・ステップの横には、その手順が全体でどのような流れの中にあるのか、といったコメントも付け加え、全体の流れも意識するようにします。

この図にある流れは、毎回手術に入るたびに、自分の頭の中で初めから終わりまで思い出し、ステップや手順をその都度追加してアップデートする、その繰り返しで完璧に覚えていきます。

立場をわきまえ、手術の責任者をリスペクトする

現実的な観点から考えると、決められた手術手順に従うことは、特に研修医やフェローにとって極めて重要だと感じます。手術においては、まず上級医のやり方を尊重し、それに従っておこなうことが求められます。たとえ自分がこれまでに多くの経験を積み、その経験が理論的に正しいと感じたとしても、まずは一緒に手術を執刀してくれている上級医の方法を完璧にこなすことが必要です。執刀医・主治医はその手術に対して全責任を負っており、レジデントやフェローに手術を任せる以上、その上級医のクオリティに見合う手術をおこなわなければ、患者に対しても失礼にあたります。そのため、まずは手術をさせてくれる上級医に対して深いリスペクトを持つべきです。

手術に関しては、上級医に比べて自分の経験が少ないことがほとんどです。しかし、上級医の手術手順を完璧に模倣すれば、理論的には同じアウトカムが得られるはずです。また、手術には麻酔科医や看護師、臨床工学技士といった多くの医療スタッフがかかわっており、彼らも主治医を中心としたチームワークのもとで働いています。そのため、手術が

スムーズに進行するためには、上級医の手技や手順だけでなく、スタッフとのコミュニケーションも含めてすべてを模倣する必要があります。そして、上級医の指示に従い、手術を正確におこなえることが、上級医からの信頼を得るための重要な要素となります。この信頼を勝ち取ることで、次の症例を執刀させてもらえる機会が増え、若手外科医としてのキャリアが順調に進んでいく、良いルーティンに入ることができるでしょう。

ライン留置術（末梢静脈、動脈、中心静脈）や穿刺術（胸腔、腹腔、腰椎）などの「刺しもの」系の手技では、手技中に全体像をしっかりと把握することが非常に重要です。余裕がないときは、刺すポイントにのみ集中しすぎて、全体像を見失いがちです。例えば胸腔穿刺をおこなう前は、私は患者の肩・肩甲骨、肋骨の方向、背骨・腰の位置などをしっかり確認し、自分の視野に嫌でも入ってくるくらいの大胆なマーキングをおこないます。これにより、針を刺す際の方向や角度を常に把握でき、手技の精度を高めることができます。

5 イメージトレーニング
常に手技の練習をしやすい環境を整えておく ―手術は手順―

　私もはじめの慣れないうちは、一つひとつの手順やステップを思い出しながら、手術をおこなっていました。そのうちにそれぞれのステップが流れるようにつながって、手術ができるようになります。そこで重宝するのが、スポーツと同じくイメージトレーニングです。

場所も時間も問わずにできる

　スポーツでは、選手はイメージトレーニングで試合の流れや身体の動きを頭の中で繰り返しシミュレーションし、実際のプレーでスムーズな動きを実現します。外科手術においても、手術の一つひとつの手順や手技を頭の中で繰り返しイメージする（そして実際に手を動かす）ことで、実際の手術での動きがスムーズになり、またあらかじめ予想される問題や対策を事前にイメージしておくことで、実際の手術中に冷静に対処できるようになります。それらは精神的にもプラスに働き、より自信を持って手術に臨むことができます。このイメージトレーニングは、場所も時間も問わずできます。

　例えば電車や車の移動中、シャワー中やベッドに入って寝る前にといった状況でもできます。初めのうちはいくつかのステップを忘れてしまったり、順番を逆にしたりと、慣れないかもしれません。しかし、このイメージトレーニングを何回も繰り返すことで、いざ手術をするときの、自信につながります。

「Big Picture」と「Detail-Oriented」

　私は手術のイメージトレーニングを、「Big Picture」と「Detail-Oriented」の2種類に分けておこなっています。

　まずは「Big Picture」です。これは手術全体の流れや大局的な視点を意識したイメージトレーニングで、手術の開始から終了までの手順を一つひとつ順を追って、全体の流れを頭の中で組み立てます。「これをおこなったら次はこれ、その後は…」といった具合に、手順の順番や連携を意識し、手術の全体像がしっかりとイメージできるようにするのが目的です。初めのうちは手順を完全に覚えていないことも多いので、その際にはあらかじめ作成した手順書やExcelファイルを見返しながら、確実に流れを把握できるようにしていきます。

　次に「Detail-Oriented」です。こちらは、Big Pictureとは対照的に、手技の細部に焦点を当てたイメージトレーニングです。たとえば心臓手術の場合、大動脈への送血カニューラの挿入や、冠動脈の吻合、心室中隔欠損のパッチ閉鎖といった要所の手技をイメージしてシミュレーションします。それぞれの手技では、針の刺入角度、進め方、針の抜き方、結紮時の指や手の動き、糸のループの形、糸の引き方など具体的な一つひとつの手技の細部をイメージして練習します。また手にする器具：鑷子や持針器の長さ、重さ、針の大きさ、糸の種類や太さまでイメージし、その場面を頭の中で可能な限り鮮明に再現することを心がけます。イメージが曖昧な場合は、手術ビデオを見直したり、手順書を参照しながら、一つひとつの動作が確実に思い出せるようにします。また、イメージトレーニング中には実際に手を動かし、指先で動作を再現することも心がけます。

　さらに、私はこのトレーニングにおいて、組織の触感；硬さ、柔軟性、

弾力、そして脆弱性までもイメージすることを意識しています。組織の触感まで頭の中で再現するのは簡単ではありませんが、これによりイメージの解像度が上がり、鑷子で組織を把持する感覚や、針を通すときの抵抗感、結紮中の糸の張力など、よりリアルな感覚が身につきます。これによって、いざ実際の手術になっても動じず、イメージトレーニングで培った一段階深いレベルでの集中といつも通りの繊細な手技が可能になります。

　「Big Picture」と「Detail-Oriented」のイメージトレーニングを一度におこなおうとすると、時間と労力がかかります。したがって、そのときどきの状況に応じてこれらをうまく組み合わせ、効率的にイメージトレーニングをおこなうとよいでしょう。

6 良いメンターに出会う
常に手技の練習をしやすい環境を整えておく —手術は手順—

　これまで述べてきたように、手技の練習と実践を繰り返し続けることはとても重要ですが、それと同じくらい大切なのが、素晴らしいメンターに出会うことです。第1章で「ロールモデルの重要性」について触れましたが、ロールモデルは自分の理想像・目標であり、精神的に良いモチベーションを与えてくれます。ただし、ロールモデルは必ずしも直接的な指導を受ける相手でなくてもよく、極端なことを言えば、存在していなくても目標として心に抱くことができる存在です。

　一方で、メンターというのは、精神的にも技術的にも自分を指導してくれる指導者であり、医師として、外科医として、特に心臓外科医としてのキャリアを歩むうえで、常に欠かせない存在です。心臓外科医のキャリアの初期段階では、知識も技術もまだ未熟なので、上級医からの教えを受けながら日常の臨床業務をこなしていくことが不可欠です。そして、経験を積み中堅クラス以上になったとしても、特に心臓外科の分野では、技術的にも知識的にも自分より優れた上級医が必ず存在し、そのようなメンターがいることは、自分の手術の技術や精神的な大きな支えとなります。

自分の人生を左右する存在

　もちろん、早く自立して一人で手術をこなせるようになることが理想ではありますが、特に小児心臓外科の領域では、どれだけ経験を積んでも、その道の奥深さをすべて理解することは難しいまま、上の立場に立

つこともあります。そんなときに、自分の技術的な「引き出し」を増や し続けるためにも、メンターの存在が不可欠です。

　ロールモデルは自分で設定することができる一方で、素晴らしいメン ターとの出会いについては、自分の意思でコントロールすることは難し く、正直なところ、運の要素が大きいと感じます。しかし、**素晴らしい メンターがいる環境に身を置くことができれば、自分の外科医としての 能力やキャリアを飛躍的に向上させる大きな手助けとなります**。メンタ ーは単なる指導者ではなく、時には人生の指南役として、また時には困 難な状況での支えとなる存在であり、その出会いは自分の成長にとって 計り知れない価値を持つものです。

　そのようなメンターに出会えるかどうかは、運の要素も大きいですが、 それ以上に、日々の努力と真摯な姿勢が、その出会いを引き寄せる鍵に なると感じています。メンターとの出会いは、まさに自分の人生を左右 する重要なターニングポイントとなることが多く、その存在が自分をよ り高いレベルや次のステップへと導いてくれます。

1 手術手技大会への挑戦 —Challengers' Live Demonstrations—
若手心臓外科医の登竜門
—Challengers' Live Demonstrations—

　さて、話をまた少し技術的なことに戻したいと思います。日々の練習が外科手術においては必須だとお話ししましたが、講習会やハンズオントレーニングも自分の起爆剤となり、継続的なトレーニングが可能となります。

難易度の高い技術力を競い合う

　心臓の筋肉は、大動脈から出ている細い血管、冠動脈によって必要な栄養や酸素を補給してもらっています。狭心症や心筋梗塞といった疾患は、その冠動脈が狭く、あるいは閉塞し、その先の心臓の筋肉への血流が阻害されてしまった病態です。狭くなった冠動脈のその先に新しい血管（バイパス）をつなぎ、血液の流れをつくるのが冠動脈バイパス術です。冠動脈の直径は2〜4 mm程度で、その吻合は心臓血管外科手術の中でも難易度が高い手術の一つで、微細な技術力が要求されます。

　「Challengers' Live Demonstrations」は、その冠動脈バイパス手術の血管吻合の技術を競う全国大会です。大会の歴史も10年以上と長く、2021年までは日本冠疾患学会が主導となり、そして2024年には日本心臓血管外科学会のもと開催されました。毎年、東京と大阪の二つの会場で予選会が行われ、各予選会で50名程度、総勢100名以上の医学部卒業後10年目までの若手心臓外科医が全国から参戦します。その予選会を突破すると、決勝戦へと進むことができ、そこで優勝者が決まります。

審査は厳しく予選敗退

　まず予選会ではブタの心臓の冠動脈を剝離、切開して血管の内腔を確認し、そこへ別の血管を吻合し、縫い上げた糸を結紮するという一連の手技をおこないます。それら一連の動作と吻合した後の血管を、吻合をおこなう若手心臓外科医の真横（！）で、審査員がリアルタイムで評価します。前年の決勝進出者が吻合するなんてときには、何人もの参加者がその吻合を見に来てプレッシャーをかけます。

　審査基準は多岐にわたり、血管吻合のスピードだけでなく、術者の姿勢、助手の使い方、持針器や鑷子の使い方、針が血管壁に入る角度、組織をいかに損傷しないか、糸の結紮、そして出来上がった吻合の美しさなどが総合的に評価されます。

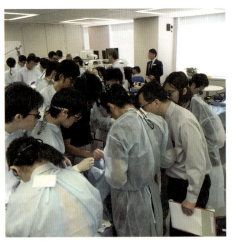

予選会の様子
有名人の血管吻合には多くの参加者が群がる

　当時からこの大会は「The 若手心臓外科医の登竜門」だったのでその存在はよく知っていましたが、その大会に出場する人たちなんて自分にとっては雲の上の存在、ましてや決勝戦への進出なんて夢のまた夢で

した。ある年に、ものは試しだと思い予選会に出場はしましたが、見事予選敗退。予選会終了後に渡される評価表をみてもパッとしませんでした。「まぁ実際の手術じゃないしね」と自分に言い聞かせながら予選会場を後にしたのを覚えています。

優勝を競う彼らは同世代

その一方で、この大会の予選会を通過し、決勝戦に進出する若手心臓外科医たちがいます。2つの予選会場からそれぞれ3～4名が決勝戦に選ばれて、その6～8名でその年の優勝を競います。決勝戦での彼らの技術力やその姿勢、特に精神力は圧巻です。決勝戦では審査員や何十人ものオーディエンスがリアルタイムで決勝進出者の吻合を見ることができ、その様子は別室の会場でスクリーン上映されます。決勝戦の審査員は各大学の教授やセンターの部長、国内のその道のエキスパートで、その場でコメント・評価します。時には血管吻合中に「この運針はダメだねー」なんて辛辣なコメントが飛び交います。決勝進出者は異様なプレッシャーの中で直径2～4 mmの冠動脈に直径0.04～0.05 mmの糸を使って血管吻合をおこないます。自分自身を晒し、各大学病院や施設、センターの看板を背負いながら。

そんなプレッシャーの中、決勝戦まで進出した彼らは、冷静沈着に、そして流れるように吻合を完成させます。そしてその舞台に立っている彼らは、なんと私と同世代なのです。

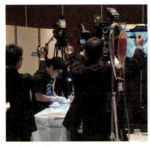
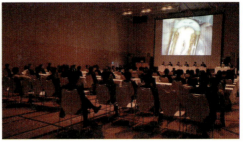

決勝戦の様子
別会場（右）からのコメントは、血管吻合中の決勝進出者（左）にリアルタイムで聞こえる

目的はコンテストの優勝ではない

　それまで私は「まあ実際の手術じゃないから…」と考えていました。しかし、決勝進出者のパフォーマンスを見ると、その言葉がむなしく響きます。そして彼らのコメントを聞くと、実際の手術ではないなんていうのは百も承知で、決して単に血管吻合のコンテストのためではなく、この大会を通して自分自身の技術を磨き上げることで、最終的には患者に貢献しようという強い意志が感じられました。

　実際の手術を本番とするならば、彼らにとってもこの吻合大会は普段の練習の成果を披露するいわゆる本番であり、その過程を通して彼らは成長しているのでした。「冠動脈吻合のような精密な技術は、生まれつきの器用さを必要とするから向き不向きがあるだろう」と考える人もいると思います。しかし吻合技術だけでなく、こういった医療手技は才能や適性が寄与するのはほんの一部で、自分がどれだけ練習し、場数を踏んできたか、ただそれに尽きます。「箸で豆をつまむことができれば、心臓血管外科医になれる」と言われます。**器用か不器用かは関係なく、自分の努力次第で医療手技や吻合技術は、いくらでも上手になれる**のです。

同世代の彼らは血のにじむような努力をして、その素晴らしい血管吻合を最終的には患者に提供するのが目的なのです。それを理解したとき、自分はまだまだ理想の心臓外科医に達していないのだと痛感しました。

第3章
1

手術手技大会への挑戦 ―Challengers' Live Demonstrations―
若手心臓外科医の登竜門 ―Challengers' Live Demonstrations―

　冠動脈吻合のトレーニングとして、イービーエム株式会社から発売されている冠動脈バイパス手術訓練装置「YOUCAN（ヨウカン）」はとっても良いです。この装置の血管やモデルの材質は実際の組織に近く、また繰り返し練習することが可能です。　私は今でも手術前には、このYOUCANを使って血管吻合を1回練習してから手術に臨んでいます。

2 手術手技大会への挑戦 —Challengers' Live Demonstrations—
外科とスポーツ
—練習に裏打ちされる本番—

　前項で述べた「本番」(手術) に対する「練習」の意識、それは私が医学生時代に打ち込んだテニスの考えに非常に似ており、その感覚は自分の潜在意識にすりこまれていたのだと思います。

　話は少しそれて、医学部時代に私が打ち込んでいたテニスの話をしたいと思います。

　私は大学に入学後、医学硬式テニス部に所属しました。当時医学部キャンパスの横にはハードコートが2面設備されており、授業の合間にはよくテニスをしていました (雨の日以外毎日!)。当時の医学硬式テニス部は総勢50名を超える大所帯でしたが、面白いのはその部員全員が上から下までランク付けされているところでした。その上位6〜7位に入ると関東医科歯科リーグ、東日本医学部体育大会 (以下、東医体) といった公式戦に出場できるレギュラー部員に選ばれるというシステムでした。私が入学したときは、関東医科歯科リーグの1部リーグに所属していて、そして東医体も毎年準決勝・決勝戦まで争うといういわゆる強豪校であったので、皆レギュラーの枠を争ってテニスに明け暮れる日々が続いていました。私自身も正直、大学生になってここまでテニスをするとは思ってもいませんでした。

毎日のテニス練習で身に付いたもの

　入部後、私は順調に部内ランクを上げていき、東医体のレギュラーメンバー枠内に入ることができました。当時まだ医学部2年生ということ

もあり、技術的には他のレギュラーメンバーに比べたらかなり劣っていましたが、そのときの私の強みの一つは「メンタル」そして「練習量」だったと思います。どんなにプレッシャーがかかった状況でも、ミスをせずに自分のペースを変えずに試合を運ぶことができ、相手の感情にも自身の感情にも振り回されない、それらは普段の練習量に裏打ちされます。その姿勢をコンスタントに維持できたからこそ、レギュラーメンバーの座を勝ち取れたのだと思います。

そして日差しの刺さる医学部2年生の夏、山梨県山中湖の麓で東医体が開催されました。チームは順調に勝ち進み、決勝戦まで残ることができました。東医体決勝での緊張感は、今でも忘れることができません。残念ながら優勝することはできませんでしたが、毎日の練習に裏打ちされた本番での実力とメンタル、それらの経験は今の自分に活きているものと思います。

本番では練習の半分の実力しか出せない

そしてもう一つ、手術とスポーツには共通点があります。それは、実際の本番（試合）でのパフォーマンスは普段の練習の半分程度しか出せないということです。テニスでいざ試合で対戦相手を前にすると、練習でのスーパーショットなんていうのはめったに出せません。手と足がガクガクして、プレッシャーに押しつぶされそうになりながらも、普段の練習のイメージを持ちながら試合に臨みます。

医師として働いていると、患者に対して「手技」をおこなう場面にしばしば遭遇します。点滴の確保、中心静脈カテーテル留置、胸腔ドレーン留置、皮膚切開…。これらは机上の勉強だけでなく、何回も手技の練習やシミュレーション、そして場数を踏むことで、その技術は上達していきます。それらの手技には生まれつきの器用さはさほど関係なく、た

だ日々の練習と経験に尽きます。

　どんな手技でも必ず「初回」は存在します。ですが、自分が任される手技の内容とやらなくてはいけない状況はある程度予測できます。

　例えば研修医1〜2年目ならば、中心静脈カテーテル留置術や胸腔ドレーン挿入術はおそらくどこかのタイミングで、上級医から「じゃあやってみて」と振られる可能性が高いです。もちろん最初は上級医の助けを借りながら手技をおこないますが、いざ本番で自分がやる際には、頭が真っ白になり、手も震え、何かに頼りたくなる気持ちでいっぱいになります。練習では完璧なのに、実際にやってみると酷いことが良くあります。そこで大事なのが、本番前にどれだけ自分が練習・シミュレーションしてきたか、どれだけ本番で練習に近い結果を出せるかであり、**最終的に頼れるのはどれだけ練習を頑張ったか**、という今までの自分になります。毎日コツコツと練習しているからこそ、その技術に自信を持ち、患者に最高の医療を提供できるのです。

アメリカで1ヵ月の病院見学中、その施設の先生方がテニスが大好きで、週に2〜3回一緒にテニスをしていました。その先生方が日本の学会に来た時も、また一緒にテニスをしました。大学卒業後はほとんどテニスはしていなかったのですが、それを通じて多くの先生方と知り合うことができました。将来何が役に立つかわかりません。

3 いざ参る、Challengers' Live Demonstrations 決勝戦！

 手術手技大会への挑戦 —Challengers' Live Demonstrations—

さて、話を Challengers' Live Demonstrations に戻しましょう。

2018年、私は前年と同様に東京の予選会場へ向かいましたが、今回は「記念出場」ではなく、決勝進出を本気で狙っていました。もちろん、それ相応の準備も積み重ねてきました。毎日1回の吻合練習を欠かさずおこない、実際の手術でも冠動脈吻合の繊細なタッチを意識して取り組んでいました。特に、ブタの心臓を使った血管吻合は、模擬血管とは異なる感触なので、数少ない Wet Lab や研修会にも積極的に参加し、そこでの吻合の機会を逃さずに活かしました。

また、実技練習だけでなく、冠動脈吻合の動画を何度も繰り返し見て、その手技や手順を頭に叩き込むようにしました。こうした練習を通して、自分の吻合技術に対する自信が次第に深まっていったのを感じました。それでも予選会では、周りの参加者の進捗状況やパフォーマンスが気になることもありましたが、私が心掛けたのは、自分のペースを崩さないことでした。周りを気にしても、コントロールできるのは自分自身だけなので、あくまで自分の集中力を保ち、焦らずにやるべきことを淡々とこなす、という姿勢を大事にしました。

予選会では他の参加者の吻合を直接見る機会はほとんどなかった（意識的に見なかった）ので、自分の技術がどの位置にあるのか客観的に評価することはできませんでした。しかし、結果として、無事に決勝進出を果たすことができました。この成果は、間違いなく日々の練習量と準備が裏付けてくれたものであり、努力が実を結んだ瞬間でした。

そして同年11月某日、決勝の舞台は熊本。前日は緊張のためほとんど眠れずホテルの朝食もほどほどにすませ、重い足取りで会場に到着しました。私以外の7人はすでに到着し、おのおの練習を開始していました。なかには決勝戦を経験している人もいたので、非常に余裕があるように見えました。一方私はというと、到着が一番最後というだけあってすでに出遅れている感が出ており、雰囲気にも圧倒されてすでに緊張MAXでした。持ち込んだ持針器を持つ指先の感覚もいつもとまったく違う…。慣れない環境の中、準備にも手間取ってしまい、とりあえず1吻合だけおこない練習会場を後にしました。

どんな大舞台も、これまでの自分を信じること

　そして同日午後、決勝戦の火ぶたが切られました。私の順番は4番目です。3番手の血管吻合が終了し、自分の番が回ってきました。決勝戦は予選会よりさらにレベルアップし、ブタの心臓には血液が流れ、そしてなんと動いて拍動しています。今までにそんな装置を使って血管吻合をしたことがなかった私は、まさしく「ぶっつけ本番」でした。冠動脈を剥離して、切開して、縫合を開始…。手の感覚もまったくなく、背筋に汗が伝い、緊張で押しつぶされそうになりました。しかしそこで思い出したのは、普段の練習、そして自分が今までに最高に緊張した状況、そう、東医体の決勝戦でした。それらが走馬灯のように自分の頭を巡った瞬間、不思議と緊張がほどけていきました。

　緊張がピークに達して、何かを思い出せないくらいになってしまうことは誰にでもあると思います。しかし、普段から積み重ねてきた練習は、自然に身体に染み込んでいるはずです。自分を信じて、焦らず、自分のペースを大切にしましょう。もし頭が真っ白になってしまった場合でも、深呼吸して、一度落ち着いてから少しずつ手を動かしてみると、次第に

練習の成果が自然に引き出されます。重要なのは、常に冷静でいること、そして積み重ねた練習が自分を支えてくれると信じることです。

先の未来で活躍するための通過点

　ひとたび心に余裕が生まれると、自分のパフォーマンスが普段の練習のレベルにまでぐっと近づいていきます。吻合中にも「この針の進め方はこうしたほうがいいかな」といった審査員からのリクエストに対して、冷静に受け答えしながら、その場で実践もできるようになりました。そして 2018 年 Challengers' Live Demonstrations 決勝戦、私は優勝することができました。審査員の先生からは「手の震えがなく、非常に落ち着いていてよかった」といったコメントをいただきました。正直、その決勝戦での参加者の技術力・実力の差は紙一重だったと思います。自分のパフォーマンスを客観視することはできませんが、ほかの決勝進出者のパフォーマンス・血管吻合は、後にも先にも、自分が今まで観てきた中では最高だったと思います。

　決勝戦に進むかどうか、また優勝するかどうかの差についてですが、これは技術力だけでは測れない、いくつかの要素が影響していると感じています。もちろん、基本的な手技の習熟度や技術力が大前提であり、これが備わっていなければ勝ち残ることはできません。しかし、同じレベルの技術を持った者同士が競い合う場では、それだけでは決まらない差が存在するのです。

　その差とは、精神的な強さや安定感、集中力を維持する力、そして普段の練習の成果を本番で発揮できるかどうかに集約されるのではないかと思います。緊張の中でも冷静に対処し、普段の練習をそのまま本番で表現できることが、決定的な差を生んだのではないかと感じています。普段どれだけ練習していても、本番でそれが発揮できなければ意味がありません。そして、その精神的な強さは、日々の努力と積み重ねによっ

て培われるものです。

　また、技術力以外にも、**準備の段階での計画性や練習の質**も重要です。予選や決勝に向けてどれだけの練習を積んできたのか、何に重点を置いて準備してきたのかが、結果に影響すると思います。さらに、他者のパフォーマンスに左右されず、**自分のペースを貫く力**も大きな要素です。焦りやプレッシャーに負けず、自分のリズムで手技を進められる人が、最終的に勝利を手にするのだと感じました。

　大会終了後の食事会で他の決勝進出者と話す機会があったのですが、てっきり私は今までどんな練習をしてきたのか、練習環境はどうだったのか、そして実臨床でどれだけの経験や執刀をしてきたかを披露・発表するような会になるのかなと思っていました。しかし、彼らはそんなことは通り越して、彼らが取り組んでいる科研費を含めた研究、後輩の医師の教育システムの構築、将来の具体的な外科医としての目標、といった当時の自分にとってはもう一歩先のことを考えていました。彼らにとってはこの吻合大会はあくまでも取り組んでいる活動のひとつであって、その他に多岐にわたって活躍していることがわかり、本当に感銘を受けました。**ひとつのことに真剣に取り組んでいる人は、他の分野でもそのエネルギーを費やすことができる**のだ、と感じました。今でも彼らとは連絡を取りあっており、彼らはそれぞれの病院・フィールドで大活躍しています。

　今思えば大会で優勝したという肩書はあくまでも副産物であり、**頑張っている同世代とのつながりを得られたことが、自分の一番の収穫であ**ったと思います。

京都府立医科大学学長

夜久 均 YAKU Hitoshi

"Challengers' Live Demonstrations を 今まで主宰して"

　皆さん、こんにちは。京都府立医科大学の夜久です。私が Challengers' Live Demonstrations（CLD）を始めたのは 2003 年に遡ります。その当時は off-pump coronary artery bypass（OPCAB）が日本で普及し始め、冠血行再建の方法としての percutaneous coronary intervention（PCI）と OPCAB のライブが盛んにおこなわれ、私もいくつものライブ手術をさせていただきました。しかしその後、外科ライブ手術は医療安全面から見直しがなされ、ガイドラインも制定され、以前のような盛り上がりはなくなりました。その点については日本外科学会雑誌（2013; 114〈3〉: 128-131）の特集「ライブ手術の光と影、理想とは」に記していますが、ライブ手術にはもちろん mass education 効果があると思うのですが、何よりも私自身が外科医として成長するためになくてはならなかったと感じています。

　そのような経験から、若手の心臓血管外科医にはぜひ自分の手術をラ

イブで披露することを経験していただきたいと思い、2003年7月3〜4日、京都府立医科大学が主催した第8回日本冠動脈外科学会の翌日に第一回目のCLDをおこないました。当時私は准教授でした。一時期はスポンサーを集めてブタを使ったライブ中継を本戦ではおこなっていましたが、世の中の経済的情勢が厳しくなり、後半はブタの摘出心を使った冠動脈吻合を会場に中継して本戦をおこなうようになりました。それでも参加者は年々増加し、60〜80人の若手外科医の応募があり、予選会を経ておおよそ1割の確率で本戦に出場という形になりました。

　CLDは決してcoronary surgeonを育成するための企画ではありません。冠動脈吻合をおこなう技術の中に心臓血管外科医として習得すべき基本的な手技の多くが含まれています。組織に対する扱い、needle work、理想の吻合形態をイメージしながらの運針等です。それらの基本手技は、今後いろいろな分野の心臓血管外科医になるための基本になりますし、予選会に参加するにあたっては皆さん本当に練習を重ねてきます。そしていろいろな技術の数値的評価と共に、皆さんの技術の良い点、悪い点を第一線で活躍している評価者の名前を記して文章でフィー

ドバックします。また予選会はそれこそライバル同士の争いですが、それを超えた同世代の共感が生まれ、同志として連携するような一体感が皆さんの中に生まれていたかと思います。それこそが CLD がもたらす最大の効果ではないかと思っています。

　CLD の精神を汲んでいただき、U-40 の力で企画を継続いただくことを大変うれしく思っていますし、もっと大きく、海外の施設にも広げて展開していただくことを期待しています。

1 外科医のためのアート理論
手術記録あらため「手術ノート」の作成

　これまでは手術の基本的な手技、そしてそれら個々の手技から構成した手術手順の重要性を説明してきました。それらを文章や図を使ってまとめたものが、手術記録あるいは手術ノートです。

　外科医は、自分が執刀あるいは助手として参加した手術についてのイラスト付きの手術ノートを取るべきだ、と昔からよく言われます。私も自分が参加した手術は、すべて手術ノートを書くようにしています。手術ノートの作成については外科手術だけでなく、中心静脈カテーテル留置、胸腔ドレーン挿入術、腰椎穿刺術といったすべての医療手技に適用できると思います。ただ手術ノートの作成にあまりにも時間をかけていては、ほかの業務に支障が出てきます。なので、効率よくポイントを絞り、後で見返した時にわかりやすい記録・ノートをいかに短時間で作成できるか、ということが求められます。

手術ノートを書くことはよいトレーニング

　ここでひとつ大事なのは、カルテといった診療録に記載する「公的な手術記録」と「自分専用の手術ノート」を分けるべきということです。公的な手術記録は自分や担当診療科だけでなく、他科の医師、看護師、その他メディカルスタッフが閲覧する可能性があります。誰にでもわかりやすい文章、日本の施設であれば英語ではなく日本語で、時には簡単なシェーマやイラストも添える必要があり、多くはそれぞれの施設で決まった様式があるので、それに沿って作成していきます。

その一方で「手術ノート」は、手技・手術の全体の流れだけでなく、ある特定のポイントを詳細に記載したり、また自分自身が重要だと思ったことを、ある程度主観的に記載することができます。私は自分が執刀あるいは助手として参加したすべての手術において、①患者情報、②手術全体の流れ、③手術後の簡単な経過をA4一枚にまとめています。この手術ノートには、シェーマやイラストといった視覚的情報がとても有用で、それらから実際に手術場で起こったことをすばやく想起することができます。

また一連の手技を思い出し、書き出すことはよいアウトプットのトレーニングになり、さらに立体描写をすること自体もよいイメージトレーニングになります（「手術ノート」では基本的には自分がわかればよいので、その手術画を描くにあたっては、どれだけ対象物をリアルに正確に描くことができるかといった技術的なことはあまり重要ではないと考えています）。後にも述べますが、この手術ノートを他者と共有してディスカッションする材料として使うこともできます。さらにはこの手術ノートを作成する作業は、論文執筆、特にケースレポートのResultを書く作業と酷似しています。感覚としては、「Figure付きケースレポートをA4一枚で作っている」といった感じです。患者の背景や経過、画像検査や術中所見、それぞれのポイントを的確に短時間でピックアップする能力は、ケースレポートを作成する能力と同じだと思います。

診療科全体を

手術ノート（内科では症例ノート）を作成するもう一つの重要な理由は、個々の症例を深く学ぶことは、その診療科全体の流れをより早く、そして確実に理解するための最良の方法であると考えるからです。

よく医学生や初期研修医、そしてフェローから「心臓血管外科の全体像がつかめるような、まとまった教科書はありますか？」と質問されま

す。もちろん、そのような書籍は存在し、勧めることもあります。しかし私の経験から言えば、個々の症例を時間をかけて徹底的に理解し、それを何かしらの形でまとめていくことこそが、最終的に診療科全体を深く理解するための最も効率的・効果的な方法なのです。

　私自身もフェローの頃には、早く心臓血管外科の全体像をつかみたいという思いから、何時間もかけて教科書を読みました。しかし、結果的に頭にはほとんど残らず（そもそも通読できたことは一度もありませんが）、まったく全体像を理解するには至りませんでした。むしろ、手術ノートを書いたり、一つひとつの症例について深く考えるようになってから、心臓血管外科の全体像というものを、徐々にではありますが理解することができました。例えば、心室中隔欠損症（VSD）の手術をおこなった際には、「VSD閉鎖術の方法は他には何があるのか」「他の症例ではVSDがどのように血行動態に影響を与えるのか」「VSDの手術適応の詳細はどうであるか」「他のタイプのVSDは心臓超音波検査でどのように映るのか」…といった具合で、VSDを起点に多くのことを考え始め、知識のネットワークが形成されていきます。この経験は、佐藤直樹氏の著書『東京藝大で教わる西洋美術の見かた』（世界文化社）にある「バランスよく作品を知るより、個々の作品に対する具体的なアプローチを学んだほうが、実は芸術鑑賞のコツを得るには手っ取り早いのです」という一節と非常に似ています。確かに佐藤氏のこの本は他の美術史解説の本と比べると、「偏った」作品選択がなされていますが、非常にわかりやすく面白い本です。

　佐藤氏は、個別の美術作品を深く鑑賞することで、関連する作品同士を結びつけ、やがて自分の頭の中にネットワークが形成され、新たな作品に対しても自分自身の視点で鑑賞できるようになると述べています。これは、まさに私の考えと一致しており、一つの症例を深く掘り下げて

考察することで、その症例だけでなく、それに関連した項目の理解が深まっていきます。例えば第1章で述べた、「まず初期研修では補液を勉強すべし」に近い考えでもありますし、また心臓手術であれば、個々の症例の診断や病態生理、手術適応や手術手技、人工心肺の運用、術後管理といった多くの関連事項が他の症例と自然とネットワークを形成していく感覚が得られるようになるのです。

2 外科医のためのアート理論
美術史から学ぶ表現方法

　さて、これまで少しだけアートや美術の話をしましたが、私は以前よりアートに興味があり、そのアートの考えの一部を外科手術に応用できるのではないかと考え、実践もしてきました。これからその考え方を紹介しますが、その前に少しだけ西洋美術史についてお話ししたいと思います。

時代を描く表現技法の発展と変貌

　世界史や西洋美術史で有名な、「ルネサンス（Renaissance）」という語は、「再生」（re- 再び + naissance 誕生）を意味するフランス語です。具体的に何を再生させるかというと、古代ギリシャ・ローマ文化のことであり、14世紀のイタリアに始まった文化運動です。芸術では同時期に、遠近図法や解剖学といった科学の分野にもあらためて関心がもたれ始めました。

　古代ギリシャ・ローマの芸術はリアリティのある洗練されたもので、プロポーション重視のリアルで躍動的な肉体表現を主としていました。15世紀の盛期ルネサンスに活躍したレオナルド・ダ・ヴィンチ、ミケランジェロ・ブオナローティ、そしてラファエロ・サンティを手本とする古典主義は、そのルネサンス期以降400年もの間、西洋絵画の主流となりました。

カメラの登場、新たな表現方法

　しかし18世紀末以降、市民革命によって、それまで美術の主要なス

ポンサーであった王侯貴族や教会が力を失いました。また、産業革命による人々の生活や都市景観の変化、さらには写真の登場によって、絵画に求められる表現も大きく変わりました。画家たちは、当時の社会情勢や風俗をより反映させた内容の絵画を描くだけでなく、カメラのように単純に現実を再現するのではない、新たな表現方法を模索することが求められるようになったのです。

　もちろんカメラの台頭には否定的な意見も多かったですが、17世紀のオランダの画家ヨハネス・フェルメールは「カメラ・オブスキュラ（小さな暗い部屋）」と呼ばれるカメラのような装置を遠近法絵画を製作する際に利用していたという説もあります。このフェルメールは日本でも人気の画家のひとりで、多くの日本人がフェルメールの『真珠の耳飾りの少女』（1665年、マウリッツハイス美術館、デン・ハーグ）、『牛乳を注ぐ女』（1658年、アムステルダム国立美術館、アムステルダム）、『窓辺で手紙を読む女』（1657年、アルテ・マイスター絵画館、ドレスデン）といった代表作を見たことがあると思います。なぜ日本人に好まれるかというと、これらの作品には「余白」が十分に使われており、それが日本人の感性に合ったのではないかと考察されています（『『山田五郎 オトナの教養講座』世界一やばい西洋絵画の見方入門』山田五郎著／宝島社）。しかし、『窓辺で手紙を読む女』などは近年のX線の調査により、余白は別人によってつくられたものということがわかり、修復作業で元に戻されるなど、議論の的になっています。

絵画にみる解剖学的な誤り

　それでも教科書的な表現を取り戻そうとした「新古典主義」は、歴史画、神話画、肖像画などの道徳的なモチーフを、しっかりとしたデッサンと正確な線で描かれる写実的な絵で追求しました。その新古典主義を確立させたのはドミニク・アングルという巨匠ですが、彼の描いた代表

作に『グランド・オダリスク』(1814年、ルーヴル美術館、パリ)があります。

この絵の女性をよく見ると、胴体と腕、特に背中が長く、当時から「背骨が3つ多い」とその解剖

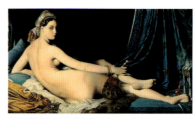

解剖学的な誤りが指摘された『グランド・オダリスク』

学的な誤りを美術評論家に指摘されていました。面白いことに、なんと、この脊椎の歪みに関する医学論文まで発表されています。9人の女性モデル(身長178 ± 4 cm、BMI 20.2 ± 2.4 kg/m^2)の平均値を遠近法に基づいて絵画に転用すると、オダリスクの背中は8.20 ± 0.36 cm、骨盤は6.77 ± 0.25 cm長く、正常の腰椎よりもほぼ5つ分長いことがわかりました(Maigne JY, et al. Extra vertebrae in Ingres' La Grande Odalisque. J R Soc Med. 2004; 97: 342-344.)。ここまでデッサンと写実的な絵を追求した新古典主義の騎手であるアングルでも、究極の美の表現方法が、解剖学的なルールを超えたという作品になります。

印象派の特徴として、まずこの時期にチューブ絵具が開発され、画家たちは戸外での制作が可能になりました。これにより、自然の光を直接感じながら風景を描き、瞬間的な光の変化や色彩の移ろいを捉えることができるようになりました。また、筆触分割という技法では、色を混ぜずに原色を小さなタッチで隣り合わせに置き、見る者の目の中で色が調和するように描く方法が採用されました。この技法により、作品全体に軽やかさや動きが生まれ、光と色彩の変化がより効果的に表現されました。

西洋絵画の近代化

　そしてその結果、19世紀初頭には、これまでの古典主義、新古典主義に反発し、聖書や神話ではなく現代の現実と画家自身の主観から描く「ロマン主義」が登場しました。『民衆を導く自由の女神』（1830年、ルーヴル美術館、パリ）はフランス7月革命を描いたロマン主義のウジェーヌ・ドラクロワの代表作で、誰もが一度は目にしたことがあると思います。目に見える現実を写し取るアプローチは、「写実主義」を経てクロード・モネやピエール＝オーギュスト・ルノワールを代表とする「印象主義」へと進化しました。印象主義では、遠近法や陰影法にとらわれず、光、色、形の瞬間的な印象を捉えて、西洋絵画の近代化を推進しました。『睡蓮の池』（1899年、ナショナル・ギャラリー、ロンドン）を含むモネの睡蓮の連作は、印象派の最も代表的な作品群の一つです。印象派の絵画は、光の動きや変化を重視し、その瞬間の移ろいを鮮やかな色彩で表現することを目指しました。これまでの絵画と比較して全体が明るく、色彩に富んでおり、荒々しい筆致で描き、色彩を混色せずに隣り合わせに置く技法（筆触分割）や同時対比の原理（隣り合う色の差が強調される）を研究し、色をより生き生きと見せる工夫をしました。

　そしてポスト印象派の代表であり、“近代美術の父”とも称されるポール・セザンヌは、さらに自然を単純な形に分解し、それを多視点という考え方を使い再構築する表現方法を絵画に取り入れたのです。

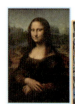
『モナ・リザ』
(1503-1519 年頃)
レオナルド・ダ・ヴィンチ

『最後の審判』
(1536-1541 年)
ミケランジェロ・ブオナローティ

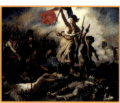
『民衆を導く自由の女神』
(1830 年)
ウジェーヌ・ドラクロワ

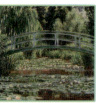
『睡蓮の池と日本の橋』
(1899 年)
クロード・モネ

1500 年　　1600 年　　1700 年　　1800 年　　1900 年

ルネッサンス期　　　　　　　　　　ロマン主義　印象派　ポスト印象派

印象派の代表的な画家には、クロード・モネ、ピエール＝オーギュスト・ルノワール、カミーユ・ピサロ、エドガー・ドガなどが挙げられます。一方、ポスト印象派としては、ポール・セザンヌ、フィンセント・ファン・ゴッホ、ポール・ゴーギャンが有名です。

3 外科医のためのアート理論
セザンヌから学ぶ、多視点とは

　では、セザンヌの静物画『リンゴとオレンジのある静物画』（1895-1900年、オルセー美術館、パリ）を見てみましょう。この作品は一見すると、机の上に置かれた果物や置物を描いたごく普通の静物画に見えます。しかし、よく観察すると、そこには非常に不自然で独特な描写が隠されています。

形態とその関係性を表現する

　まず、画面中央付近に描かれたリンゴが乗った皿に注目してください。この皿は傾いており、今にもリンゴがこぼれ落ちそうな不安定さを感じさせます。また、白い足付きの果物皿やその土台は、現実とは異なる歪んだ形で描かれている一方、

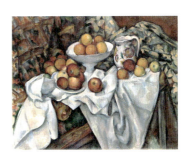

『リンゴとオレンジのある静物画』（ポール・セザンヌ）

その皿に乗ったオレンジは非常に整った球状に描かれています。さらに、果物、皿、布の質感はすべて同じように描かれ、通常の遠近法はほとんど無視されています。このように、セザンヌはさまざまな角度や印象で対象を描き、それらを再構成して一つのキャンバスにまとめ上げています。

　セザンヌがこのような構図を選んだ理由は、自然の形態とその関係性をより深く表現するためです。彼にとって絵画とは、現実をそのまま再

現するのではなく、画家自身が表現したいと思うものを自在な発想で描く手段でした。この作品においても、一見ありふれた静物画に見えるリンゴとオレンジが、よく見ると複数の視点から見られたかのように歪んで描かれており、その位置関係も微妙にずれています。例えば、果物が盛られた白い鉢は、外見は横から描かれているように見えるものの、上部は上から見下ろした視点で描かれ、底のほうまで見えています。これは、現実の視覚経験を超越して、対象を画面上で再構成することで、見る者に新たな視覚的体験を提供しようとするセザンヌの意図が感じられます。

さらに色彩に関しても、セザンヌは現実とは異なる手法を用いています。彼は、陰影ではなく色彩そのもので形態を表現しようとしました。例えば、皿に盛られた果物のうち、右下のものは、濃い赤、オレンジ、黄色といった色彩を巧みに重ね合わせることで、陰影ではなく色彩によって立体感や形状を描き出しています。セザンヌの色彩の使い方は、単なる写実を超えた、対象の本質を捉えるための新たな手法として、当時の美術界に大きな衝撃を与えました。

このように、私たちが対象を認識するとき、それはただ一側面からではなく、さまざまな側面からの見え方を脳内で再構築し、その対象を認識しています。カメラやビデオで撮影された写真や動画が目で見えるものをそのまま反映しているわけではなく、私たちが実際に認識しているものとは必ずしも一致しません。私たちの脳は、対象を単純な形に分解し、自由な視点から再構成することで、その対象をより包括的に捉えています。

対象の本質を捉える

この概念を絵画で表現したのがセザンヌです。セザンヌは、対象を多くの視点から捉え、それをキャンバス上で再構成する「多視点」のアプ

ローチを採用しました。彼のこの革新的な手法は、単なる視覚情報の再現を超えて、対象の本質を捉えようとする試みでした。セザンヌの絵画において、彼は物体の形や色を解体し、異なる角度や視点から再び組み立てることで、より深い理解を促しています（セザンヌの有名な言葉に「自然を球、円柱、円錐として捉えなさい」という言葉があります）。これにより、観察者は物体の全体像をより立体的かつ動的に感じ取ることができます。

　セザンヌのこの多視点アプローチは、その後の芸術家たちに大きな影響を与えました。特にパブロ・ピカソやジョルジュ・ブラックといった「キュビズム」の巨匠たちは、セザンヌの理論をさらに発展させ、より抽象的で多面的な表現を追求しました。このように、セザンヌの理論と実践は、絵画における新たな表現の道を切り拓き、現代美術の発展に大きく寄与しました。

　さらに、セザンヌの多視点のアプローチは、美術だけでなく認知科学や哲学にも影響を与えました。彼の作品は、私たちがどのようにして世界を認識し、理解しているのかを考え直させるきっかけとなり、知覚と認識のプロセスについての新たな視点を提供したのです。

外科医が見ている世界

心臓を描くときに多視点がどのように影響を与えるか

　私は以前よりこれらアートの考え方は、「手術ノート」、そして「外科医の手術に対する心構え」に似ていると考えてきました。まずはこのセザンヌが提唱した多視点という考え方が、手術ノートの中での心臓の描写にどのように反映されているかをみていきましょう。

　まず、私が手術ノートに描いた心臓と実際の心臓手術での心臓（ほぼ同じタイミング）を比べてみましょう。

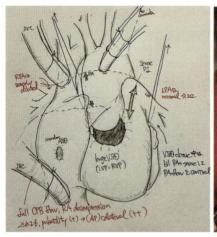 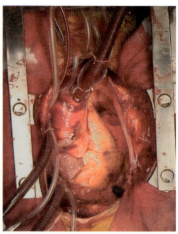

手術ノートに描いた心臓　　　　　　　　　　実際の心臓手術での心臓

　私が描いた心臓のシェーマでは、心臓は特定の部位が大きく描写されて誇張されていて、心臓の内部が透視され、実際には心臓にかかっている針や糸は見えないけれど、見えるように心臓の角度が調整されています。実際に外科医が頭の中で認識して見えている世界は、カメラや動画といったレンズを通して見えている画像とは異なり、さまざまな見え方、時には考え方や時系列も含んだ世界だと思います。心臓をいろいろな角度から見た映像が一つとなりイラストで表現され、さらにそれには動的な要素が含まれてきます。

　これは、対象（心臓）を詳細にリアルに描くというよりも、外科医としての自分がその対象をどのように捉えたか、ということに重きを置いています。これはセザンヌが施行した、つまり対象をいかに単純に表現し、その一つの対象にさまざまな視点を放り込むかということに非常に似ていると思います。

未来の自分に伝わるように描く

　前項でも述べた通り、手術には多くのステップや手順があり、そのす

べてを一枚一枚、何枚もの手術画として表現することは、とても時間が
かかり不可能です。いくら大事な場面だけをピックアップしても、10
枚には収まりきらないかもしれません。外科医は手術が終わり、患者の
術後管理もしなくてはいけない、時間もない、そんな中でいかに手際よ
くノートを作成できるかが重要になります。

　そしてこの手術ノートは、作成して終わり、では意味がありません。
自分の頭の中で反復練習し、次の手術で役に立てなくてはいけません。
その復習では久しぶりに見る手術ノートもあるでしょう。いくら自分で
書いたとはいえ、全体像やその詳細、内容を把握するまでには時間がか
かり、時には理解できなくなっていることもあるでしょう。そのために
は手術ノートをいかにわかりやすく作成し、未来の自分へ伝えるか、と
いうことも重要になってきます。

第3章
3

外科医のためのアート理論
セザンヌから学ぶ、多視点とは

4 外科医のためのアート理論
一枚の絵画：
一枚の手術ノートを作成する

では次に、具体的にどのように手術ノートを作成するかを紹介します。ここではいかにリアルに描くか、というテクニック的な話をするのではなく、誰もがすぐに活用できる絵画の構図に絡めて話を始めたいと思います。

前述のように、私は手術ノートを具体的に①患者情報、②手術の流れと要点、③その後の簡単な経過をA4一枚にまとめるようにしています。似たような疾患や手術を必要としている患者が来たとき、「以前どうやって手術したかな…」と見直したとき、そのときの状況が鮮やかに想起され、手術の手順やステップを簡単に思い出すことができる手術ノートを目指しています。あるいはその手術ノートを他の医師とのディスカッションの材料として使用することもあります。その際にも、やはり見やすくしておいたほうが良いでしょう。この手術ノートを作成する際に参考になったのは『絵を見る技術』（秋田麻早子著／朝日出版社）で紹介されている、「名画の構造を読み解く技術」でした。名画というのは、その優れた描写方法・技術もさることながら、構図という基盤がしっかりと守られています。

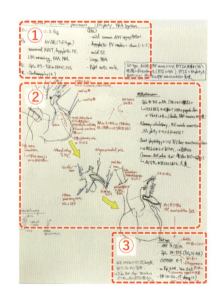

名画に見るリーディングライン

　絵の中には主役があり、それを「フォーカルポイント」と呼びます。次に、その主役に目を誘導する「リーディングライン」、絵画を観る順路を示した「経路」があり、それらや絵画自体を支える「構造」があります。ルネッサンス期の三大巨匠のひとり、ラファエロによって描かれた『ガラテイアの勝利』（1512 年、ヴィラ・ファルネジーナ、ローマ）を見てみましょう。

　ラファエロが 30 歳で描いた「ガラテイアの勝利」は、彼は 37 歳で亡くなったので、最も活躍していた時期の作品であり、縦約 3 メートルの大きなフレスコ画です。フレスコ画とは、湿った漆喰に顔料を塗り込んで描く壁画技法で、漆喰が乾く過程で化学反応が起こり、色が壁に強固に定着します。この技法はやり直しがきかないため、下塗りや下絵を含むかなり計画的な作業が求められます。つまり、この作画と構図にはラファエロもかなり綿密な計画を練ったはずです。作品はギリシャ神話のガラテイアをテーマにし、ミケランジェロの影響を受けた躍動感ある人物表現と、ラファエロならではの柔らかな表情が特徴です。

　まず構図についてみていきましょう。主役は絵の中央に位置するガラテイアです。その上空には 3 人のキューピッドが彼女に向かって弓を引いて狙っています。周りの人の腕の動き、またガラテイアが持っているイルカの手綱、そして彼女の背後の水平ラインそれらすべてが「リーディングライン」となり、中心に位置する主役のガラテイアを引き立てます。

　さらに、リーディングラインは絵画の画面内の「経路」を示すこともあります。この絵にはまた別のリーディングライン、つまりガラテイアを指していないリーディングラインが存在します。まず一番手前に注目を惹く右下のキューピッド（①）からその先の男（②）は、体をのけぞ

第3章
4

外科医のためのアート理論
一枚の絵画：一枚の手術ノートを作成する

207

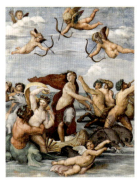 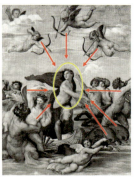

『ガラテイアの勝利』
（ラファエロ・サンティ）

フォーカルポイントとリーディング
ライン（赤矢印）

らせて右上のキューピッド（③）へとリーディングラインを移し、主役のガラテイアへとそのラインを向かわせます。そしてそのガラテイアの視線の先には別の男（④）がいて、その視線の先には左上の雲の上のキューピッド（⑤）、その目線には弓矢のキューピッド（⑥）、そして最後にまたガラテイアへと戻ります。このように、なぜか不思議なポーズをしている人物が名画の中にはいますが、それらはこのリーディングラインのために居ることがあるのです。まるでmagnets（磁石）のように①〜⑥のリーディングラインがつながり、ガラテイアを主役として目立たせつつ、周囲にも目を向かわせる構成となっています（『The Simple Secret to Better Painting』Greg Albert 著／F&W）これが画面内の「経路」を示す、リーディングラインです。

　そして、この絵画は、見るものを安心させる、非常にずっしりとした安定感があります。後方の水平線はこの絵の柱になる「構造線」であり、これが画面を二等分しています。上下では明るい空と暗めの海のコントラストがバランスをとり、ガラテイアを中心とした左右の人数比もほぼ等分となってこちらもバランスがとれており、これこそ名画たる所以といえるでしょう。

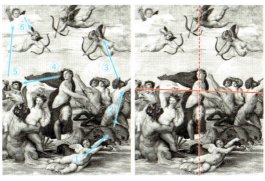

経路を示すリーディングライン　構造線（横線）
（①〜⑥）

名画のリーディングラインを意識した手術ノート

　それでは、私がそれらを意識して書いている手術ノートの一つをお見せしたいと思います。

　症例は生後13日、体重2kgの新生児で、房室中隔欠損症と診断されました。房室中隔欠損症とは、心臓の左房と右房を隔てる心房中隔、および左室と右室を隔てる心室中隔が欠損している病気です。体重が2kgと非常に小さく、この段階で心臓内部の手術をおこなうのは難しい状況でした。また、この子は心臓から肺へ血流を送る肺動脈が小さかったため、肺動脈をパッチで拡大する手術と、鎖骨下動脈（上腕に血流を送る動脈）と肺動脈を人工血管でつなぎ、肺への血流を増やす手術を同時におこないました。

読む人の目線を誘導する

　まず、この手術ノートでの主役・フォーカルポイントはまさしく心臓で、画面の上から目を下ろしていくと、まず左上の心臓が目を惹きます。その主役の心臓にはそれを引き立てるいくつかのリーディングライン（心臓の血管に装着された人工心肺装置のカニューラ、心臓に掛けた指

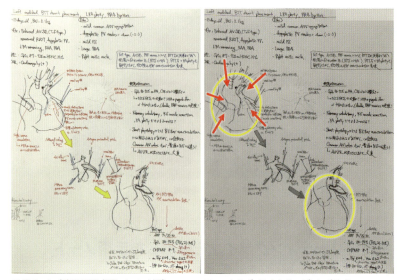

手術ノート（肺動脈形成術＋シャント術）　　フォーカルポイントとリーディングライン

示糸、血管を巻くテープ、説明文の矢印…等）が存在します。

　そして次に、「経路」としてのリーディングラインは患者のプレゼンテーションから始まり、修復をする前の心臓（人工心肺装置のカニューラを装着）、修復中の様子（肺動脈のパッチ形成）、そして修復後の心臓と時系列的に左上から右下へと流れるように配置してあります。左上の術前患者情報と対比になるように右下には手術後の患者の情報を記載しています。この場合は、わかりやすいように矢印を使用して、誘導するように観察者の注目を惹くようにします。

構造線で緊迫感を生み出す

　この手術ノートの構造についてですが、私は構造線を斜めに設定しています。斜め線の構造線は絵画に動的で力強い、時には不安定な印象を与える効果があります。例えば、前述したアングルの『グランド・オダリスク』では、構造線が水平に設定されており、この水平線は作品全体に落ち着いた、静かな印象を与えています。人体が水平に描かれると、

その構図は休息や安らぎ、時には死をも暗示します。水平線の持つ安定感は、静止している物や穏やかな場面を表現するのに適しており、見る者に安心感や平穏をもたらします。

　一方で、構造線が斜めになると、作品は一変してドラマティックで躍動感あふれる生命力を表現します。斜め線は、視覚的に不安定さを伴うため、動きや緊張感を生み出し、見る者の注意を引きつけます。これは、エネルギッシュで躍動的な場面を描き出す際に非常に効果的で、特に感情や物語のクライマックスを強調する構図において頻繁に使用される技法です（『巨匠に学ぶ 構図の基本』内田広由紀著／視覚デザイン研究所）。外科手術においては、手術というダイナミックで緊張感のある場面を視覚的に表現し、斜めの構造線として動きを持たせることで、手術の緊迫感やダイナミズムを視覚的に強調できるという一面もあります。

　こうした構造線の選択は、単なる視覚的デザインにとどまらず、手術のリアルタイムでの進行をより直感的に、かつ感覚的に伝えるための工夫でもあります。このように、手術ノートにおいても、構図や構造線の取り扱いが、内容の深みや意味合いを一層引き立てる役割を果たしています。

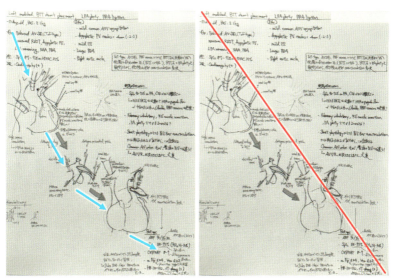

矢印でのリーディングライン　　　　　斜めの構造線

意図的に余白を残す

そして実は、この手術ノートの右側に記された文章やコメントの多く
は、手術ノートを完成させてからしばらく経った後に、自分自身への注
釈として追加したものです。つまり、このノートを初めて仕上げた時点
では、その部分は空白のままでした。実際、左下の部分はほぼ空欄であ
り、あえてその空白を残しておくことで、後日思い出したことや新たに
学んだこと、感じたことを後から書き込むことができるようにしていま
す。またこの余白を残すという行為は、単に記入のためだけでなく、全
体のバランスを考慮して意図的におこなっていることでもあります。全
体のバランスを意識し、あえて余白を残すことで、手術の主題やメイン
の流れを際立たせる効果があります。紙面いっぱいに心臓の図や技術的
な情報を詰め込んでしまうと、どれが重要な情報なのかが曖昧になり、
情報量が過剰になってしまいます。余白を残すことで、視覚的にどこに
注目すべきかが明確になり、理解しやすくなります。

構図で伝えたいことを効果的に伝える

さらにここでまた構図の話に触れると、「粗密対比」や「群化」とい
った構図の要素が関係してきます。これらの技法は、画面上の物やグル
ープを互いに近づけることで生まれ、画面をすっきりと見せたり、緊張

日本人は、枯山水庭園や「松林図屏風（長谷川等伯）」「風神雷神図屏風（俵屋宗達）」などの作品からも、歴史的にみて余白を好む文化があります。フェルメールの作品が日本で人気が高い理由の一つも、この余白の美しさにあります。しかし、「窓辺で手紙を読む女」の修復作業では、余白と思われていた部分にキューピッドの絵が描かれていたことが判明し、また代表作「牛乳を注ぐ女」の壁にも装飾があったことがX線で明らかになり、絵画修復の影響を嫌う声もあります。

感を生じさせたり、そのモチーフに力強い印象を与えたりする効果があります。例えば、この前に紹介したセザンヌの『リンゴとオレンジのある静物画』では、リンゴはリンゴ、オレンジはオレンジでそれぞれ群を作り、対比させることで画面が引き締まり、静物画であるにもかかわらず、生き生きとした印象を与えています。

　私の手術ノートにおいても、心臓の周りにコメントを適切に集中させることで、各ステージを際立たせ、注目すべきポイントを明確にしています。この技法は手術ノートに限らず、論文の図表（Figure）やシェーマに使用するイラストにも適用することができます。シェーマやイラストに注釈や解剖学的名称を示す際、説明文がイラストに対して近すぎると視覚的に邪魔になり、遠すぎると「粗密対比」や「群化」が成立せず、全体として曖昧でぼやけた印象を与えてしまいます。例えば、第１章で示した「シェーマ・イラストの描き方と伝え方」において、私が作成したシェーマや、末次先生に描いていただいたイラストでは、読者に注目してほしい箇所に注釈を適切に配置し、イラスト全体の調和を保つように心掛けています。これは、視覚的なバランスを崩さずに、伝えたい情報を効果的に伝達するための工夫です。

「五役四景」

　これらの構図は、主役を引き立たせるために設計されていますが、絵画は小説や演劇と同じく「五役四景」によって構成されています。「五役」とは、画面の中心に位置する「主役」、その対抗者である「敵役」、主役を補強する「脇役」、物語の進行を手助けする「狂言回し役」、そして背景となる「背景」の五つです。「四景」とは、風景画で遠近感を表現する際に用いられる区分であり、近景・中景・遠景・点景の四つに分類されます。

　絵画の解釈には多様な視点が存在しますが、例えば『ガラテアの勝

利』に対する私の理解を説明すると、主役は中央に描かれたガラテイア、敵役は画面左のトリトン（半人半魚）、脇役はガラテイアの周囲を取り囲むモブキャラクターたちです。狂言回し役には、ガラテイアが引いているイルカ、画面中央下の少年パライモン、そして上空に飛び回るキューピッドが該当します。そして、近景は手前に描かれた波、遠景は広がる大空、点景としてはガラテイアが乗っている貝が挙げられます。

心臓手術ノートにおけるそれぞれの「役」

　一方、私の手術ノートでは、主役は手術前と手術後の二つの心臓です。敵役は、あえて言うならば正常な心臓の解剖学的構造になりますが、このノートではあえて描いていません。ただし、場合によっては正常な心臓の解剖図や発生過程を描き、それによって異常な心臓の特徴を強調することもあります。絵画においても、敵役を意図的に省略することで、主役をより際立たせる手法が存在します。狂言回し役としては、リーディングラインとなる矢印や、途中で描かれる肺動脈形成術の過程が該当し、これらは手術の進行を視覚的に示す役割を果たしています。そして、背景としては、文字と余白がその役割を担っています。近景として読者に最も注意を向けてほしいのは、患者の術前情報です。そして遠景には、余白に記されたメモや後日付け加えられた解釈が該当します。これらは、必要に応じて参照してもらえれば良いという程度で配置しています。

事前に手術ノートを描くことは手術のシミュレーションになる

　さてここでもう一つ、別の手術ノートを紹介します。17歳の患者で、部分肺静脈還流異常（partial anomalous pulmonary venous return：PAPVR）と診断され、Warden procedure という肺静脈の修復と心房中隔欠損孔の閉鎖術をおこないました。この手術ノートにおいても、主

役は心臓そのもので、4つの心臓が中心となっています。リーディングラインや経路、構図は、前回紹介した手術ノートとほぼ同じ手法を用いています。

ここで一つ重要なテクニックとして強調したいのは、**手術が始まる前に、可能な限り手術ノートを仕上げておくこと**です。前述のように、心臓手術は非常にシンプルで論理的なプロセスを伴うため、事前にシミュレーションされた工程を、職人のように忠実に実行することが求められます。実際、手術の前に約9割以上は予測の範囲内で終わるため、事前の準備が極めて重要です。

例えば、手術ノートの上部に記載する患者情報や検査所見は、手術前にすでに把握している情報なので、手術前に記入することが可能です。さらに、術前のCT所見をもとに事前に修復前の心臓を描いておくことで、心臓の構造やつながる血管の位置、距離を頭の中で整理し、より詳細な解剖学的関係を理解し、より正確なイメージを持つことができます。そしてメインの手術図やシェーマについても、手術前に鉛筆で下書きを

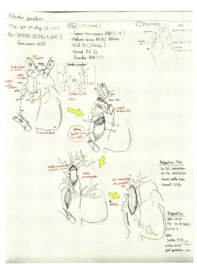
手術ノート（Warden procedure）

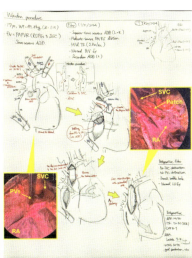
実際の手術画像を添付

しておくことが有効です（実際のこの手術ノートにも、よく見ると下書きの線が多数見られます）。これは、予想外の事態が起こらない限り、そのまま手術が進行することが多いため、事前に描き込んでおくことが可能です。手術後の執筆時間の省略にもなります。万が一、予想外の事態が発生した場合でも、手術後に修正すればよく、事前に手術の進行をシミュレーションする良いトレーニングにもなります。

医療スタッフとの手術内容の共有

　左側の手術ノートは、手術直後に完成したもので、右上と左下に十分な余白をとっています。また、コメントは効果的に群化させており、粗密対比された全体としてのまとまりがあるため、個人的にも気に入っています。しかし、場合によっては、より説得力やインパクトを持たせるために、右側のように実際の手術画像を余白に添付することがあります。これは主に、内科や集中治療科、その他の診療科やナースに配布する資料として使用します。最近では、手術が終わるたびにこの手術ノートを作成し、内科や集中治療科、手術に参加したチーム、集中治療室のナースに配布しています。これらの医療スタッフは、教科書的には手術の内容を理解しているものの、実際の手術を目にする機会はほとんどありません。そのため、手術の実際の画像を添付して見せることは、彼らにとって非常に有益です。

　このように、アートの構図や理論を手術ノートの作成に応用し、自分自身が後で見返した際に見やすく、他の人に見せた際にも好印象を与え、必要な情報を効果的に伝えることができるように工夫することをお勧めします。アート理論に基づいた手術ノートの作成は、視覚的な美しさだけでなく、情報伝達の精度と効果を高めるための重要な要素となります。

医療法人末次医院
佐賀大学医学部 生体構造機能学講座 解剖学・人類学分野（客員研究員）
末次文祥 SUETSUGU Fuminaga

"伝えるチカラ"

　「私は、ネッターになりたいのです」ある大学の講義が終わったところで一人の学生が私のところへ歩み寄って来て言った。懐かしく思い出す台詞だ。Frank H. Netter 先生（1906-1991）は、私が医師になった年に鬼籍の人となった心の師である。その女子学生は美術部を創部したというほど絵を描くのが好きだそうで（実際にじっくり心臓を描かせてみたら驚くほど上手かった）、心臓の図がたくさん出てくる私の講義がよほど面白く興味深かったらしい。光栄であり、未来を感じて嬉しくなった。

　かつて私は、『THE CIBA COLLECTION OF MEDICAL ILLUSTRATIONS 第5巻：心臓』を和訳した先生方を擁するあこがれの東京女子医科大学附属日本心臓血圧研究所外科（当時）に卒業と同時に入局し、朝カンファ「新人、夢を語る」の出番が回ってきたとき、臆面もなく「日本のネッターになりた

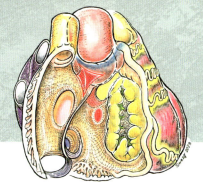

い」と豪語して偉い先生方の失笑を買った（他の同期生は手術の名医や教授になりたいというのが定番）。学生時代の臨床講義のスライドにしばしば登場した、眠気も吹き飛ぶ素晴らしいイラストレーションの作家がじつは外科医だったということを知って驚いたが、いまだに参照のために図譜をひもといてみると、当時寸暇を惜しんで作図に心血を注いだであろう師の情熱が、図の余白から陽炎のように立ち上ってくるのが感じられる。優れた絵は時を越えて見るものを感動させる。そしてその感動が私たちの心に情熱という灯をともし、その情熱が未来へ向けての活力となる。

「人は好きな道で世界を切り拓いてゆく」とは、海援隊を創り大海原を押し渡ろうとした坂本龍馬の言葉だそうだ。さらに座右に置いておくとやる気がわいてくる格言がある。

「一隅を守り、千里を照らす」（山家学生式）

…という、天台宗の開祖 最澄の言葉である。自分にとってかけがえのないことで人生に力を注いでひたすら全力で努力を重ねてゆけば、いつかは光となって人の役に立つこともある、という意味だと解釈してい

る。大事なのは自分の個性をいかにこの社会に当てはめてゆけるか、であろう。心臓解剖の本を出版させてもらって、未来への扉をこじ開けたように世界が変わった。紙の本はこの時代さほど売れないかもしれなかった。しかし、一人仕事という孤独の中で一種の金属疲労を起こしかけていた自分の魂が、本のおかげで多くの新たな知己を得て昇華する如く膨らんだように感じられた。ほかならぬ米山先生とのご縁の始まりもそのひとつであり、出版というものの底力を知った。ありがたい限りであ

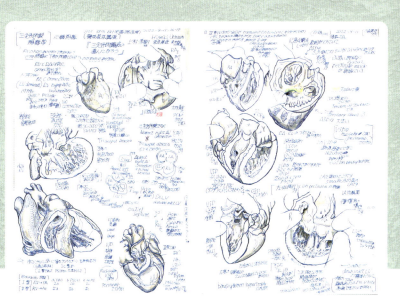

る。

　生体の構造には必ずそうなっている理由がある。何故ならば進化は脳より偉大だからだ。私たちの心臓は精巧な三次元的構造を有する機能的で美しい臓器である。「機能は形態を美しくする」…すなわち、形態を観察・記録していると機能の謎が解ける可能性もある。そのとき克明に描いた図が助けとなり、描いた絵から学ぶことは多い…否、大勢で見れば発想は無限大になる。解剖学スケッチというものは考古学研究のフィールドノートのようでもある。標本を見て初めて記録したことから新しく臨床上の謎が解明できるとすれば、やりがいのあることである。ワクワクすることこの上ない。

　手術室で患者の生命を救うために全身全霊を傾けているプロフェッショナルたちのために、伝えきれないでいるもどかしさを解決する手助けをし、未来の担い手のためにその技量や経験をビジュアルに伝える力をこれからも磨いてゆこう、と…そのように考えている。その力をさらに高めるため、御献体の心臓標本に手を合わせ、助けを求め、そしてその御遺志に愧じぬよう力を注いでゆきたいと思っている。

原動力は、心臓の図を通じて誰かの役に立つというヨロコビ、そのための手作りのサービス精神です…と、かつて拙著のあとがきに書いたことがある。その「誰か」が米山文弥先生やその師である平松祐司先生のような手術のプロフェッショナル、またあるいは未来の名医たちであるとすれば、（今どき時代錯誤で不適切とお叱りを受けるかもしれないが）男子の本懐、だと思っている。

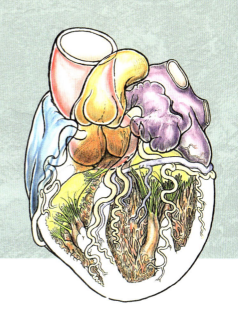

5 外科医のためのアート理論
まず「シンメトリー」の考え方を、実際の手術で意識する

　次に、アートの考え方を実際の外科手術に応用してみたいと思います。さまざまな考え方や表現の仕方がありますが、名画の構図には、「シンメトリー（対称性）型」「パノラマ型」「対立型」といった考え方があります（『巨匠に学ぶ 構図の基本』より）。これらの構図にはそれぞれ独自の特徴があり、名画の中で効果的に使われています。

構図の特徴

シンメトリー型（例：『システィーナの聖母』1513-1514年頃、ラファエロ・サンティ）

　画面の中心が意識されて、絵画内の対象物が左右対称に配置されることで、安定感や均整の取れた美しさを生み出します。絵画ではこの構図は、伝統や威厳、権威を表現する際に特に効果的であり、作品全体に静謐で荘厳な印象を与えます。

パノラマ型（例：『雪中の狩人』1565年、ピーテル・ブリューゲル）

　全体を一目で見渡せるような配置が特徴で、画面に解放感と自由さを与えます。この構図は、広がりのある風景や空間を描く際に適しており、観る者に開放的で広々とした印象を与えます。しかし、自由さが強調されすぎると画面全体が緩慢になり、落ち着きのない印象を与えることもあるため、バランスが求められる難しい構図となります。

対立型（例：『風神雷神図屏風』17世紀初期、俵屋宗達）

　画面上に二つの形が対立する配置を取ることで、強い緊張感やダイナミズムを生み出します。この構図は、対立や葛藤をテーマとする作品に

効果的であり、力強く生き生きとした印象を与えることができます。作品全体に活気を与え、観る者を引き込むようなエネルギーを持たせることが可能です。

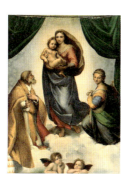
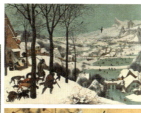
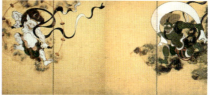

『雪中の狩人』ピーテル・ブリューゲル

『システィーナの聖母』ラファエロ・サンティ

『風神雷神図屏風』俵屋宗達

手術手技のシンメトリー

　その中でも「シンメトリー型」は、構図としてとてもわかりやすいと思います。例えば、ダ・ヴィンチの『モナ・リザ』(1503-1519年頃、ルーブル美術館、パリ)やミケランジェロの『最後の審判』(1536-1541年、システィーナ礼拝堂、バチカン)、ラファエロの『システィーナの聖母』では、画面の中央線を境に左右が対称で、全体のバランスが取れています。この「うまくバランスが取れている」というシンメトリーの考え方や感覚は、外科医が手術をおこなう際にも非常に役に立ちます。

縫合

　例えば、組織と組織を縫い合わせる時に、針が入るピンポイントの箇所だけでなく、より広い視野でこのシンメトリーを意識して、アライメント(：整列させる、均一に整える)を事前に揃えて予定の縫合線を頭

の中にイメージしておいて、縫合を開始します。例えば狭窄した血管といった管のような構造物を縦方向に切開し、パッチを縫い付ける際には、切開した血管の血管壁の縁とパッチの辺縁が美しい対称性そしてアライメントを保つようにまず配置し、それを意識しながら縫合していくことで、最終的にはきれいにパッチを縫い当てることができます。これをおこなうためには、血管やパッチを支持糸で引っ張り、助手に適切な組織の牽引を指示しながら縫合を進める必要があります。針を刺入・刺出するポイントだけに集中しすぎると、全体のバランスを見失い、最終的なシンメトリーやアライメントが崩れてしまい、結果として予期せぬ出血や形態異常を残してしまう可能性もあります。なので手術では常に全体像を俯瞰しながら運針をすることが求められます。

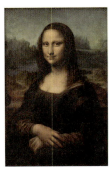 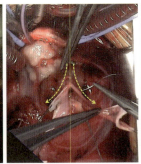 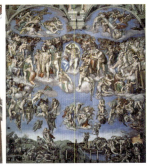

『モナ・リザ』(ダ・ヴィンチ)　シンメトリーを意識した縫合　　『最後の審判』(ミケランジェロ)

剥離

　組織と組織を引き剥がす（剥離）際にも、シンメトリーを意識することが重要です。第一助手や第二助手、そして支持糸をうまく活用し、術野を整えながら手術を進めていきます。助手が組織を把持する場所や把持する力加減、組織を引っ張る方向（ベクトル）を指示し、自分の左手で把持した組織の向きを調整することで、剥離予定範囲のシンメトリーを形成し、自分の視野の中央に、剥離予定部位（ライン）を確実に出す

ことができます。これにより、右手に持つ剪刀や電気メスで、組織を安全かつ効率的に剥離することができます。自分が見えている視野を絵画のように捉えて、そして俯瞰的に術野を見るように常に意識します。

ポジション

さらに、運針や剥離といった手技だけでなく、術者と助手のポジションにおいてもシンメトリーの考え方が役に立ちます。術者と助手の体の向きが対象物を軸に点対称になるようにポジションを設定することで、執刀医と助手の手や体の位置が邪魔にならない位置となり、手術の進行、チームプレーがスムーズになります。例えば、心臓血管外科では執刀医は患者の右側に立ちますが、もし執刀医が患者の尾側方向から心臓を操作し始めると、患者の左側に立っている助手は患者の心臓を中心に、患者の頭側へと体の重心を異動させます。まるで、心臓を中心に執刀医と助手がダンスを踊っているかのようなポジションを取ります。

シンメトリーを意識した手術後の臓器

心臓そのものを解剖学的に見てしまうと、上大静脈・下大静脈は右に、心臓の先（心尖部）は左下、主肺動脈は左に、上行大動脈は右側にあるので、もちろん左右対称ではありません。しかし、心臓手術の要所要所にこのシンメトリーの考えを使うと、最終的には手術後の作品、つまり修復された臓器には美しさが宿ります。そしてシンメトリーを意識して形成された修復後の臓器（心臓）は、形態的に美しく見えるだけでなく、機能面（血行動態）でも優れています。例えば、第2章で紹介した平松祐司教授直伝の心室中隔欠損症の閉鎖方法では、単に欠損孔をパッチでふさぐだけでなく、元の解剖学的構造に近い形でパッチを閉鎖することが求められています。これにより、美しくかつ機能的にも優れた状態が実現されます。このプロセスは、まさに形態美と機能美を兼ね備えた術式の実践にほかなりません。

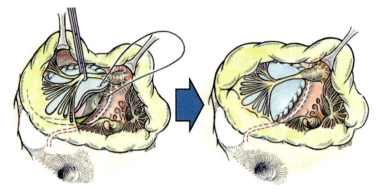

(イラスト：末次文祥)

(Yoneyama F, et al. Conduction disorders after perimembranous ventricular septal defect closure: continuous versus interrupted suturing techniques. Eur J Cardiothorac Surg. 2022; 62: ezab407.)

形態美と機能美

　20世紀を代表する、近代建築の礎を築いた建築家ル・コルビュジエは彼の著書『Towards a New Architecture（新しい建築へ）』の中で、「家は住むための機械」という有名なフレーズを残しています。彼は「形態美」と「機能美」の調和を重視し、家を単なる装飾的な建物ではなく、住むための機能を最大限に発揮する道具として設計しました。彼の建築デザインは、従来必要であると考えられていた無駄な装飾を排除したうえで、シンプルでいて美しく、さらには効率的な形態を追求することで、形態美を機能美に昇華させています。

　この考え方は、外科手術にも通じるものがあります。手術における形態美と機能美の調和は、シンメトリーやバランスを意識した組織の剥離や吻合、術者と助手の立ち位置など、さまざまな要素から成り立っています。手術が終わった後に見られる臓器の美しさは、形態的な完璧さだけでなく、機能的な優秀さも含まれており、その両者が統合された結果として現れます。このように、形態美と機能美を兼ね備えた手術を追求

することは、外科医としての最も重要な目標の一つであり、その実現のためには、常に全体像を意識しながら細部にまでこだわることが求められます。ル・コルビュジエが建築において追求した「美しさ」と「機能」の融合は、外科手術における成功の鍵となる要素でもあるのです。

第3章
5

外科医のためのアート理論
まず「シンメトリー」の考え方を、実際の手術で意識する

書道では、線の強弱や筆運びが重要で、筆圧や速度、角度を変化させることで文字にリズムと動きを与えます。細部では繊細な動きが求められる一方で、全体の表現では体をダイナミックに使い、肘を浮かせた状態で固定し、重心を崩さずに文字を書きます。外科手術でも、体の動かし方が手技に大きな影響を与えます。

例えば、体の角度をわずかに変えるだけで運針が格段に楽になり、肘や手首を安定させることで繊細な操作が可能になります。書道で培った肘を浮かせながらも肘や手首を安定させる技術は、手術にも役立ちます。

227

6 外科医のためのアート理論
そして、「多視点」の考え方を実際の手術で意識する

　いくつかのアートの理論を使って、効率的な手術ノートを作成する方法や、手術そのものを上達させる方法を考えてきましたが、ここでは特に、セザンヌ、そして彼が探求した多視点の考え方を実際の手術で応用することについて考えていこうと思います。これまでに、多視点という考えに基づいて、手術のシェーマを自分にとってよりわかりやすく、多面的に、そして動的に表すということ、そして、いろいろな構図の理論に基づいて、手術ノートを作成することについてお話ししました。この「多視点」の考え方は、シンメトリーの考え方と同じく、実際の手術自体でも役に立つと考えています。

同じものを見ていても、立場によってその存在はまったく別物

　執刀医、助手、そして患者を真正面から対峙してみたカメラなど、手術中にそれぞれの視野に映る景色はもちろんすべて違います。心臓血管外科の手術では、執刀医からは患者の頭が左側に（執刀医は仰向けの患者の右側に位置）、助手からは患者の頭が右側に（第一助手は患者の左側に位置）、麻酔科医は患者の頭が手前にありその奥に心臓が見え、そして手術に参加するその他の職種は、多くは天井についているカメラを通して患者を正面から見ています。施設によっては執刀医がヘッドカメラを着けていたり、内視鏡手術では執刀医の視野を共有することもできますが、すべてがそうではありません。つまり、それぞれの視野で対象物の向き、大きさ、奥行きが違います。

そしてさらに大事なのは、例えば心臓手術においては手術に参加しているすべての人が一つの心臓を見ていますが、それぞれの役割に応じて「心臓という存在」の見え方はまったく違います。心臓手術は執刀医、第一助手、第二助手、器械出し看護師、外回り看護師、麻酔科、臨床工学技士、循環器内科医…といった多くの職種がそれぞれの役割をまっとうすることによって、安全な手術が成り立ちます。みんなが同じ心臓を見ているのですが、それぞれの人によって見ているポイントやその時の考えが違います。例えば、心臓手術で人工心肺を用いて体外循環を開始するときには、送血カニューラという人工心肺装置から酸素化された血液を全身に送る管を上行大動脈に挿入する必要があります。この時のそれぞれの役割は以下のとおりです。

執刀医　　　　　：安全に送血カニューラを上行大動脈に挿入する。

第一助手　　　　：適度に組織を牽引して執刀医と息を合わせる。

第二助手　　　　：出血があればその血液を吸引管（サクション）で回収して、執刀医と第一助手のために視野を確保する。

麻酔科医　　　　：過度な血圧上昇に気を付け、必要であれば血圧降下薬を使用する。

臨床工学技士　　：カニューラを挿入し、送血カニューラと人工心肺本
（人工心肺）　　体を接続したあと、人工心肺から血液がきちんと送ることができているかどうかを確認する。

器械出し看護師：次のステップのために、手術器具を準備する。

外回り看護師　　：各職種が必要な物品や指示がある場合には即座に対応する。

　1分にも満たないこの利那に、それぞれの役割と見え方が交錯します。この時の心臓は、さまざまなアングルから見える解剖学的構造物というだけでなく、血圧や脈拍数を有する血行動態系とも捉えられます。

コンセプチュアルアートから手術を考える

　本章の初め、「1. 常に手技の練習をしやすい環境を整えておく、手術は手順」の「手術は手順」で紹介したジョセフ・コスースの『ひとつのそして3つの椅子』（1965年）という作品は、左から順に、椅子が写された写真が壁に飾られており、次に木製の椅子が置いてあり、そしてその次には、何か文字が印刷された紙が壁に貼られています。細かく見ていくと、実際に座ることができる物理的な椅子である木製の椅子が中央に配置されており、向かって左側には、その椅子を撮影したと思われる写真が貼られ、逆の右側には「chair」と書かれた辞書の定義が印刷された紙が置かれています。つまり、実体としての椅子、椅子の視覚的な再現である写真、そして椅子という言葉の定義が並べられているのです。この作品は、「コンセプチュアルアート」の代表作として知られており、素材や形状、見た目の美しさ、制作技術よりも、作品が表す意味や概念（コンセプト）を最も重要視する芸術のあり方を示しています。

チームそれぞれの情報を統合する

　この考え方は、私が日々の医療において感じている、外科医、循環器内科医（小児循環器科医）、麻酔科医、そして体外循環チームの関係性にもよく当てはまると感じています。外科医は、実際に目の前にある心臓本体を扱い、その心臓を手に取って手術をおこないます。これは、コスースの作品における「木製の椅子」に相当します。一方、循環器内科医は、心臓の超音波検査（エコー）という視覚的な情報を基に診断をおこないます。これは、作品内の「写真の椅子」に相当します。そして、麻酔科・体外循環チームは、循環動態というデータを手術中に監視し、患者の状態を管理します。これが「文字の椅子」に相当します。そして、最も重要なのは、これらすべての情報を統合し、心臓や循環動態全体の概念（＝作品における「コンセプトの椅子」）をしっかりと理解したう

えで、手術を進めることです。手術においては、外科医が物理的に手を動かしておこなう技術や、循環器内科医・小児循環器科医が画像を通じて得る診断情報、麻酔科や体外循環チームがモニタリングする数値データ、それぞれが重要な役割を果たします。それらが一つの統一されたコンセプトのもとで機能することで、初めて患者にとって最良の結果が生まれます。各チームの専門性は高いものの、その背後にある全体像をしっかりと捉え、一つの目標に向かって協力し合うことが最も重要だと思います。

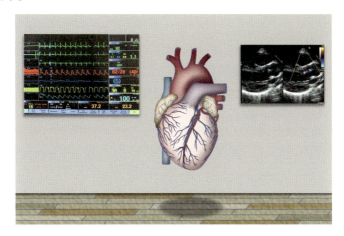

困難な手術では手術室全体の指揮がより重要

　そして心臓手術は、オーケストラのように、すべてが有機的・統合的にコントロールされてこそ、最高の結果をもたらします。大事なのは、それをコントロールし指揮者となるのは外科医である執刀医や助手でなければいけません。常にセザンヌのような多視点を持ち、客観的・俯瞰的に手術を見ることにより、手術をより総合的に管理することができると考えています。外科医はただ技術的に手術をするのではなく、また自

分の手術に周りが勝手についてくると考えるのではなく、手術のそれぞれのステップや手順で、他の人たちがどのような役割で手術に参加しているのかを深く理解し、彼らとコミュニケーションをとる必要があります。

　そしてこの考えは、手術が正規ルートから外れそうな状況にあるときや複雑な症例で、より注意深く手術をおこなわなくてはいけないときにより効力を発揮します。例えば、人工心肺から送血する大動脈がいつもより小さく、体の深い位置にあるような場合、執刀医がおこなう手技に制限が予想されるため、それぞれに以下のように指示します。

第一助手　　　：第一助手の左手が術者の右手と交錯しバッティングする可能性があるので、その角度を適宜変えるように指示する。

第二助手　　　：血液を回収する吸引管のポジションを考えるように指示する。

麻酔科医　　　：送血カニューラが大動脈にうまく入らなかったときに、大動脈から出血して血圧が低下する恐れがあるので、その場合の補液・輸血・薬剤でのリカバリーを指示する。

臨床工学技士　：大動脈自体が小さい場合、送血カニューラの位置に
（人工心肺）　　よっては人工心肺の回路の内圧が高くなってしまう可能性があるので、その場合にはすぐに知らせるよう指示する。

器械出し看護師：うまくカニュレーションができなかった場合に必要となる手術器具をあらかじめ指示しておく。

外回り看護師　：いざというときに使えるように、緊急時に必要な手術器具、針糸、輸血等の準備を指示する。

循環器内科医　：必要であれば心臓超音波検査で、送血カニューラの位置を確認してもらう。

これらは執刀医がそれぞれの役割を理解して、その状況に応じた観察力を発揮してこそ、事前に繰り出せる指示です。初めのうちは大変かもしれませんが、それぞれの役割と見え方を外科医が深く理解し、注意深く周囲を観察しながらコミュニケーションをとることで、彼らと良好な信頼関係を築くことができ、手術を安全に遂行することができます。

もう一つの視点で物事を見る

また、別の視点を持つという点において、私が助手として手術に参加する際に気を付けていることが2つあります。

一つ目は、特に執刀医は自分が見えている景色、手術操作にただただ集中してしまうと、視野狭窄に陥って手術全体の流れを見失ってしまうことがあります。なので、助手も全体の流れを確認しつつ、時には執刀医にアドバイスをして全体の流れを修正することが必要です。

そして二つ目は、将来自分が執刀する可能性のある症例では、執刀医にはどのような景色が見えているのか、それを助手サイドからでもイメージできるようにしておきます。例えば、心臓の中を手術するような症例では、手術ノートはあえて執刀医から見える（自分が助手として、つまり執刀医の反対側にいても）景色を書きます。これらは、手術の全体像を俯瞰的に、そして多視点をもって見るということに通じます。

このように、筆で書いた手術の全体像を常に頭に入れておくと、安全な手術を遂行することができると考えます。

About the Author

【職歴】

2012 年	筑波大学附属病院 初期臨床研修医
2014 年	筑波大学附属病院 心臓血管外科レジデント
2017 年	長野県立こども病院 心臓血管外科フェロー
2018 年	長野県立こども病院 心臓血管外科医長
2018 年	筑波大学附属病院 心臓血管外科チーフフェロー
2020 年	Texas Children's Hospital, Baylor College of Medicine Division of Congenital Heart Surgery Clinical Instructor
2022 年	Texas Children's Hospital, Baylor College of Medicine Division of Congenital Heart Surgery Assistant Professor

【資格】

2015 年	ECFMG Certificate（USMLE STEP 1、STEP 2 CK／CS）
2017 年	USMLE STEP 3
2018 年	日本外科学会外科専門医
2021 年	博士（医学）

【表彰歴】

2016 年	筑波大学医学群医学類 2016 年度 Best Teacher 賞
2017 年	筑波大学医学群医学類 2017 年度 Best Teacher 賞
2018 年	筑波大学附属病院 レジデント優秀論文病院長賞
2018 年	第 32 回日本冠疾患学会学術集会 Challengers' Live Demonstrations 2018 全国優勝
2019 年	筑波大学医学群医学類 2019 年度 Best Teacher 賞

【執筆論文】

1. Yoneyama F, Adachi I, Dreyer WJ, Molossi S, Heinle JS. Binsalamah Z. Incidental Finding and Treatment of An Anomalous Aortic Origin of the Right Coronary Artery in a Pediatric Donor's Heart prior to Implantation. The Journal of Heart and Lung Transplantation. 2024; 43(7): 1193-1195.

2. Yoneyama F, Kalustian AB, McKenzie ED, Heinle JS. Doan JT, Binsalamah Z. Long-term Outcomes of Ascending Sliding Arch Aortoplasty. World Journal for Pediatric and Congenital Heart Surgery.

2024; 15(4): 432-438.

3. Yoneyama F, Imamura M, Bansal M, Qureshi AM, Heinle JS. Patent Ductus Arteriosus Banding for Pulmonary Hypertension. Progress in Pediatric Cardiology. 2023; 70: 101655.

4. Yoneyama F, Binsalamah Z, Heinle JS. Comprehensive Management of Type A Acute Aortic Dissection in the Pediatric Population with ACTA 2 Mutation: Case Reports and Literature Review of Pediatric Aortic Dissection. Cardiology in the Young. 2023; 33(11): 2369-2374.

5. Yoneyama F, Hickey EJ, Tahay EB, Caldarone CA. Retrograde cerebral perfusion for intracardiac air embolism in Fontan procedure. Perfusion. 2023; 38(8): 1565-1567.

6. Yoneyama F, Imamura M. Modified biatrial heart transplantation after bilateral bidirectional cavo-pulmonary shunts. European Journal of Cardio-Thoracic Surgery. 2022; 62(4): ezac453.

7. Yoneyama F, Imamura M. Modified atrioventricular valve replacement in children. Journal of Cardiac Surgery. 2022; 37(10): 3325-3327.

8. Yoneyama F, Kato H, Mathis BJ, Hiramatsu Y. Reply to Liu and Bu. European Journal of Cardio-Thoracic Surgery. 2022; 62(1): ezac009.

9. Yoneyama F, Caldarone CA. Sutureless repair with extended atriotomy for post-repair pulmonary venous obstruction. The Annals of Thoracic Surgery. 2022; 114(3): e177-e179.

10. Yoneyama F, Kato H, Matsubara M, Mathis BJ, Yoshimura Y, Abe M, Suetsugu F, Maruo K, Suzuki Y, Hiramatsu Y. Conduction disorders after perimembranous ventricular septal defect closure: Continuous versus interrupted suturing techniques. European Journal of Cardio-Thoracic Surgery. 2022; 62(1): ezab407.

11. Yoneyama F, Wilder TJ, Imamura M. Perioperative evaluation of neonatal aortic arch thrombosis. Journal of Cardiac Surgery. 2021; 36(10): 3872-3873.

12. Yoneyama F, Wilder TJ, Imamura M. Heart transplantation in a case of scimitar syndrome. The Annals of Thoracic Surgery. 2022; 113(1): e25-e27.

13. Yoneyama F, Imamura M, Kalra R. Intrinsic coronary stenosis with ventricular dysfunction in Tetralogy of Fallot. The Annals of Thoracic Surgery. 2021; 112(5): e333-e335.

14. Yoneyama F, Kato H, Mathis BJ, Hiramatsu Y. Surgical Management of Intraoperative Aortic Dissection in Type 3 Loeys-Dietz Syndrome with MYH11 co-mutation. The Heart Surgery Forum. 2021; 24(2): E231-E232.

15. Yoneyama F, Adachi I. Commentary: Aortic Homograft for Warden Procedure: Insatiable Curiosity. JTCVS Tech. 2020; 4: 274.

16. Yoneyama F, Adachi I. Commentary: A Unified Chain of Command for Organized Team Performance. JTCVS Tech. 2020; 3: 298.

17. Yoneyama F, Denfield S, Adachi I. Commentary: Pediatric Myocardial Recovery with Ventricular Assist Device: "Chance favors the prepared mind" JTCVS Tech. 2020; 5: 93-94.

18. Yoneyama F, Matsubara M, Kato H, Tsukada T, Suetsugu F, Mathis BJ, Hiramatsu Y. The Slit Orifice Aortic Cusp Extension Technique for Small Bicuspid Valves. The Annals of Thoracic Surgery. 2020; 110(2): e143-e145.

19. Yoneyama F, Maruo K. Rebuttal to Letter to Editor, titled: Determining Novel Urinary Biomarkers for Acute Kidney Injury and Prediction of Clinical Outcomes After Pediatric Cardiac Surgery. Pediatric Cardiology. 2020; 41(4): 848-850.

20. Yoneyama F, Okamura T, Takigiku K, Yasukouchi S. Novel Urinary Biomarkers for Acute Kidney Injury and Prediction of Clinical Outcomes after Pediatric Cardiac Surgery. Pediatric Cardiology. 2020; 41(4): 695-702.

21. Yoneyama F, Okamura T, Harada Y. Extensibility of autologous pericardium roll conduit in non-confluent pulmonary artery: a case report. Journal of Cardiothoracic Surgery. 2019; 14(1): 99.

22. Yamamoto M, Yoneyama F, Kato H, Ieda M. Mitral chordal rupture by Impella 5.0 in a patient with fulminant myocarditis and inflammation of mitral chordae. Eur Heart J. 2020; 41(20): 1943.

23. Yoneyama F, Okamura T. Quick atrial access by subxiphoid approach in extracorporeal cardiopulmonary resuscitation after bidirectional Glenn procedure. Perfusion. 2019; 34(5): 425-427.

24. Yoneyama F, Okamura T. Total Anomalous Pulmonary Venous Connection-Least Common Type Delineated on Computed Tomography-. Circulation Journal. 2019; 83(4): 838.

25. Yoneyama F, Tokunaga C, Kato H, Nakajima T, Mathis BJ, Sakamoto H, Hiramatsu Y. Landiolol Hydrochloride Rapidly Controls Junctional Ectopic Tachycardia after Pediatric Heart Surgery. Pediatric Critical Care Med. 2018; 19(8): 713-717.

26. Yoneyama F, Osaka M, Sato F, Sakamoto H, Hiramatsu Y. Efficacy of Two-dimensional Perfusion Angiography for Evaluations after Infrapopliteal Bypass Surgery for Critical Limb Ischemia. Annals of Vascular Disease. 2018; 11(2): 248-251.

27. Yoneyama F, Sato F, Sakamoto H, Hiramatsu Y. Preservation of the infected thoracic aortic endograft with thoracoscopic drainage and continuous irrigation. General Thoracic and Cardiovascular Surgery. 2018. doi: 10.1007/s11748-018-0893-2.

28. Yoneyama F, Okamura T, Harada Y, Okita Y. Valve-Sparing Reimplantation for Neoaortic Root Dilatation and Regurgitation with an Unbalanced Cusp after the Arterial Switch Operation. Journal of Cardiac Surgery. 2018; 33(2): 122-125.

29. Agematsu K, Okamura T, Takiguchi Y, Yoneyama F, Harada Y. Rapid growth of pulmonary artery after intrapulmonary artery septation. Asian Cardiovascular Thoracic Annals. 2018: 218492318782821.

30. Yoneyama F, Tokunaga C, Enomoto Y, Mitomi K, Sakamoto H, Hiramatsu Y. Isolated and Combined Valve Surgery in Elderly Patients-a Comparison of Mid-Term Results. Annals of Thoracic and Cardiovascular Surgery. 2017; 23(3): 123-127.

31. Yoneyama F, Sato F, Tokunaga C, Sakamoto H, Enomoto Y, Watanabe Y, Hiramatsu Y. Postoperative Dysphagia in Debranching TEVAR with Retroesophageal Carotid-Carotid Bypass. Annals of Vascular Surgery. 2017; 43: 315. e1-315. e4.

32. Yoneyama F, Matsubara M, Sakamoto H, and Hiramatsu Y. Interventricular septal hematoma associated with congenital heart surgery: Case report and literature review. Journal of Thoracic and Cardiovascular Surgery. 2017; 153(4): e55-e57.

33. Yoneyama F, Sato F, Osaka M, Sakamoto H, Jikuya T and Hiramatsu Y. Evaluation of Bypass Surgery for CLI Using 2D Perfusion Angiography. Japanese Journal of Vascular Surgery. 2017; 26: 9-12.

34. Yoneyama F, Sakamoto H, Tokubaga C, Enomoto Y, Hiramatsu Y. Complex Coronary Artery Aneurysm. Journal of Cardiac Surgery. 2017; 32(1): 26-27

35. Lin Lisheng, Yoneyama F, Takahashi-Igari M, Ohto, Sakamoto H. A girl with 'six needles' in the heart. International Journal of Cardiology. 2016; 209: 66-67.

36. Yoneyama F, Tanaka H et al. An incarcerated appendix and the ileocecm within a left inguinal hernia in an infant. Surg Case Rep. 2015; 1 (1): 61.

本書『右手にメスを 左手には筆を』は、臨床医としての仕事と学術活動を両立させるために私が歩んできた道のりと、その中で得た経験や考え方をまとめたものです。医師として働き始めてから10年が経ちますが、私が医学生の頃に描いていた理想とは少し違う道を歩んできたかもしれません。それでも、いろいろな失敗や回り道を経て、多くの人々に支えられながらここまでたどり着くことができました。この場を借りて、私を支えてくれた同僚、諸先輩方、そして家族に心から感謝申し上げます。

臨床医としての活動は、決して楽なものではありません。日々を患者さんとその家族と共にし、時につらく、時に厳しい現実と向き合うことも多々ありますが、その分、やりがいと喜びが大きく、常に自分が成長し続けなければならないという素晴らしい職業であると感じています。私の場合は、心臓外科医としての経験や海外留学の過程を通じて、一人でも多くの患者さんを救うために、臨床の現場でどのように戦っていくのか、そしてそれを補強する研究や論文執筆の重要性を痛感しました。

本書で取り上げた考え方は、心臓外科に限らず、あらゆる医療分野の医師やこれから医師を目指す学生、さらにはその他の医療者にも通じる普遍的なものだと思います。医療人としての「文武両道」という考え方、それはこれからの時代にさらに必要とされてくるのだと思います。そして、本書でのアートの歴史や理論を外科手術に応用して考える試みは、私にとって非常に楽しいものでした。もちろん、美術史やアートの考え方を知らなくても、外科医としての仕事を全うすることはできます。こ

んな試みをしているのは、むしろ私だけでしょう。

しかし、外科医としての経験を積む中で、自分の好きなアートの考え方が外科手術に応用できることをわかり始めた時は、非常に興奮しました。このようなアプローチが可能なのは、「ものをつくる」という本質が、アート・美術と外科手術で共通しているからだと思います。特に小児心臓外科は、単に元の解剖に戻すのではなく、「新しい血行動態を創り出す」ことが求められるため、アートや美術との相性が良かったのだと感じています。

恐らくこの本を手に取ってくださった方々は、ほとんどが臨床医、臨床に携わる医療関係者、そして医学生の方々だと思います。ここで強調したいのは、まず何よりも臨床活動に全力を注ぐことです。学術活動はあくまでも右手に握るメスや聴診器でおこなう臨床活動を支えるためのものだということを忘れないでほしいのです。

右手に持つメスや聴診器をより輝かせるために、論文やアートをどう活用するかは、それぞれに委ねられています。また、左手に持つものが必ずしも筆である必要はなく、人それぞれで異なるものでしょう。逆に研究者の皆さんは、右手に筆を持ち、思考を深め、その研究結果で多くの人々を救っています。ぜひ皆さんも、自分の右手と左手に何を持つべきかを見つけていただければと思います。

私たち医療者は、どうすればより多くの人々を救えるかという問いに日々向き合っているはずです。この本が、皆さんがその問いに対する答えを見つけるための一助となれば、これ以上の喜びはありません。

米山文弥

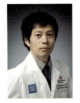

Baylor College of Medicine / Texas Children's Hospital 心臓外科医（医学博士）
2012 年　筑波大学医学専門学群医学類卒業
2018 年　冠動脈吻合競技大会 "Challengers' Live Demonstrations" において
　　　　全国優勝
2020 年　ベイラー医科大学テキサス小児病院に Clinical Instructor として赴任
2022 年　同院 Assistant Professor

臨床と学術活動を両立させ、心臓外科手術の最前線で活躍。プライベートではアート鑑賞に情熱を注ぎ、アートの視点を外科手術に応用することを探求。

C ブックス
右手にメスを 左手には筆を
―何を学び何を選択し何を実践すべきか、
全米 No.1 の病院へ臨床留学した外科医が
医師としての土台の作り方を教える

2025 年 2 月 1 日発行　第 1 版第 1 刷

　著　者　米山 文弥
　発行者　長谷川 翔
　発行所　株式会社メディカ出版
　　　　　〒532-8585
　　　　　大阪市淀川区宮原 3 - 4 - 30
　　　　　ニッセイ新大阪ビル 16F
　　　　　https://www.medica.co.jp/
　編集担当　渡邊亜希子
　装　幀　市川 竜
　本文イラスト　スタジオ・エイト
　組　版　株式会社明昌堂
　印刷・製本　株式会社シナノ パブリッシング プレス

© Fumiya YONEYAMA, 2025

本書の複製権・翻訳権・翻案権・上映権・譲渡権・公衆送信権（送信可能化権を含む）は、（株）メディカ出版が保有します。

ISBN978-4-8404-8766-5　　Printed and bound in Japan

当社出版物に関する各種お問い合わせ先（受付時間：平日 9：00～17：00）
●編集内容については、編集局 06-6398-5048
●ご注文・不良品（乱丁・落丁）については、お客様センター 0120-276-115